Vera **Starker**
David-Ruben **Thies**
Mona **Frommelt**

NEW WORK in der MEDIZIN

Wie uns die Utopie gelingen kann!

W0180131

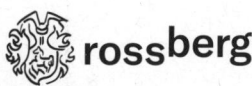 rossberg

Inhaltsverzeichnis

Carla Eysel, Vorständin Pflege und Personal Charité; Jörg Schäfer, Leiter
Personal- und Organisationsentwicklung Charité, Johanna Führ, Referentin
Personal- und Organisationsentwicklung Charité

Für alle Pflege- und Pflegefachkräfte, Ärztinnen und Ärzte, Hebammen, Physiotherapeutinnen und -therapeuten, Rettungskräfte, Psycho-, Logo- und Ergotherapeutinnen und -therapeuten, Gesundheits- und Kinderkrankenpflegerinnen und -pfleger. Und alle anderen Menschen in den vielen Gesundheitsfachberufen, die Tag für Tag ihr Bestes geben.

✳ Einleitung

Wann haben Sie eigentlich das letzte Mal eine positive Nachricht aus unserem Gesundheitswesen gehört? Wir vermuten, das ist schon eine Weile her. Stattdessen werden Ihnen bei dieser Frage eher negative Schlagworte einfallen: Starker Personalmangel, überlaufende Kosten, nicht genug Schutzkleidung in einer hochinfektiösen Umgebung und mittlerweile völlig erschöpfte Pflegekräfte, die den Krankenhäusern reihenweise von der Fahne gehen. Alles in allem ergibt das ein ziemlich düsteres Bild.

Wir stecken bereits seit vielen Jahren in einer kollektiven Problemtrance in Bezug auf unser Gesundheitswesen – und die Corona-Pandemie hat den schon so lange diskutierten Mangel aus allen möglichen Perspektiven unübersehbar in den Fokus gerückt, leuchtet die ganze Misere zusätzlich wie ein Brennglas unbarmherzig aus. Und natürlich ließen die Schuldzuweisungen nicht lange auf sich warten. Nur – nichts wird besser, wenn wir unsere Zeit mit der Suche nach den Verantwortlichen verschwenden. Im Gegenteil. So erzeugen wir nur Spaltung, provozieren Widerstand und Rechtfertigung und berauben uns der Handlungsmöglichkeiten, die wir nämlich durchaus haben.

Herzlich willkommen! Wir möchten Sie einladen, diese problemorientierte Perspektive zu verlassen und mit uns einen radikal *positiven Blick* auf die Chancen zu werfen, die das **Neue**

Arbeiten im Gesundheitswesen bietet.

Mit immerhin 5,6 Millionen Beschäftigten ist das Gesundheitswesen Deutschlands größter Arbeitsmarkt und stellt jeden sechsten Arbeitsplatz in Deutschland.[1] Nur zum Vergleich: Die in unserem Land voller Ehrfurcht als „volkswirtschaftlich systemrelevant" definierte Automobilindustrie hat gerade einmal 808.000 Beschäftigte.[2] Bis 2035 wird das Gesundheitswesen mit 15,4 Prozent zum wichtigsten Beschäftigungsfeld am deutschen Arbeitsmarkt gehören.[3] Seit 1950 haben sich die Gesundheitsausgaben von einem 2-Millionen-Geschäft zu einer 410-Milliarden-Maschine entwickelt, und der Anteil der Gesundheitsausgaben am Bruttoinlandsprodukt lag 2019 bei 11,9 Prozent.[4]

Unser Gesundheitswesen ist damit gleich in dreierlei Hinsicht hochrelevant. Erstens: Es erfüllt primär die staatliche Aufgabe der medizinischen Grundversorgung der Bevölkerung und erhöht (im Moment allerdings nur theoretisch) die Lebensqualität in unserem Land. Zweitens: Es trägt aufgrund der Größe der Branche auch volkwirtschaftlich betrachtet (BIP) in ganz erheblichem Maß zum Erfolg unseres Landes bei (leider aktuell auch über die gewinnbringende Reparaturmedizin). Drittens: Nicht zuletzt unterstützt ein funktionierendes – was bedeutet: in Zukunft präventiv ausgerichtetes – Gesundheitswesen die Bevölkerung beim Erhalt ihrer Arbeits- und Leistungsfähigkeit und vermeidet damit krankheitsbedingte Arbeitsausfälle, was wiederum die Sozialversicherungssysteme stärkt.

Der Begriff Pflegenotstand stammt aus den 1960er-Jahren, und es gibt seit Jahrzehnten gesundheitspolitische und -fachliche Debatten über die Zukunftsfähigkeit des Gesundheitssystems, die meistens in vehemente Aufrufe zu radikalen Reformen münden.[5] Kassandra hätte ihre wahre Freude daran, denn geändert hat sich während der vergangenen Legislaturperioden durchaus vieles – aber eben nicht das System an sich. Das liegt u. a. daran, dass die unterschiedlichen Partikularinteressen im Gesundheitssystem zu pfadabhängigen Teillösungen geführt haben, auch um eine große Reform zu blockieren. Zusätzlich hat die berufsständische Orientierung bislang ein gemeinsames positives Narrativ für ein auf Gesundheit ausgerichtetes System erschwert.

Wir sind, verglichen mit unseren europäischen Nachbarn, nach wie vor Spitzenreiter, wenn es darum geht, Geld für unser Gesundheitswesen auszugeben. Mit der Qualität der erbrachten Leistungen hapert es allerdings; hier rangiert Deutschland weit entfernt von der Spitze. Das Geld ist also da – aber es übersetzt sich nicht in eine höhere Volksgesundheit, weil es fehlallokiert wird. Aus der Mitarbeiterperspektive steht – neben der im Verhältnis zu vielen anderen Berufen niedrigen Vergütung für eine elementare Arbeit – der Betreuungsschlüssel symbolisch für das Missverhältnis zwischen Potenzial und Realität. Das Verhältnis zwischen der tatsächlichen Anzahl der Pflege(fach)kräfte und der Zahl der zu betreuenden Patienten liegt in Deutschland bei im Schnitt 13 zu betreuenden Personen, um die sich eine einzige Pflege(fach)kraft kümmert, obwohl wir, allerdings nur theoretisch, über deutlich mehr solcher Fachkräfte verfügen. Im europäischen Vergleich liegen wir damit auf einem der hinteren Plätze. Damit wir diese Zahlen einordnen können: Die Niederlande, auf die wir uns in diesem Buch an vielen Stellen beziehen werden – sie machen nämlich so einiges besser –, kommen auf einen Betreuungsschlüssel von 1 zu 7, also knapp die Hälfte.[7] Aber nicht nur in der Pflege sind die Arbeitsbedingun-

> *Jede Berufsgruppe vertritt ihren (Opfer-)Diskurs.*
>
> Julia Schäfer[6]

gen bei uns schwierig, um nicht zu sagen, zunehmend kaum noch zumutbar: 40 Prozent aller Ärztinnen und Ärzte arbeiten 49 bis 59 Stunden pro Woche und weitere 20 Prozent sogar 60 bis 80 Stunden.[8]

Wird nach Ursachen für die miserable Situation gesucht, finden sich schnell zwei Hauptverdächtige: die Politik und das Fallpauschalensystem.

Die Politik hat Gesetze erlassen, die letztendlich – neben ihrem Regelungsgehalt – auch eine Haltung des Staates gegenüber dem Wert von Gesundheit in unserer Gesellschaft, dem Wert der im Gesundheitswesen arbeitenden Menschen und dem Wert kranker und alter Menschen widerspiegeln. Dass die Debatte seit Jahrzehnten auf die Themen Kosten und Krankheit fixiert bleibt, während der Wert von Gesundheit, Lebensqualität und Prävention kaum eine Rolle spielt, zeigt sich an den Gesetzen – es sind überwiegend Mangelkompensationsgesetze. Wir werden zu Zeugen einer ermüdenden politischen Diskussion angesichts der dysfunktionalen Ökonomie eines „krankheitsfixierten" Gesundheitssystems, das demzufolge ehrlicherweise „Krankheitssystem" heißen müsste. Und wir verwalten den Mangel mithilfe von Kontrolle und Bürokratie, denn die meisten der bestehenden Probleme sind schon so alt, dass sie mit einzelnen Gesetzen überhaupt nicht mehr behoben werden können.

Aus der Organisationsentwicklung wissen wir, dass es sinnlos ist, symptombasierte Maßnahmen zu entwickeln.[9] Dementsprechend erhöht auch die zunehmende Gesetzesdichte nicht die angestrebte Wirkung auf das Gesundheitssystem.

Das DRG, als – oberflächlich betrachtet – zweiter Übeltäter, hat zweifellos viele negative Auswirkungen, die die Fokussierung auf die reine Wirtschaftlichkeit (Beitragssatzstabilität als primäres politisches Ziel) des Gesundheitswesens verstärkt haben. Die Grundidee, medizinische und pflegerische Leistungen messbar zu machen, war – vor allem unter Qualitätsperspektive – nicht schlecht. Gepaart mit der Absicht, DRGs als Finanzkontrollinstrument zu nutzen, einer Ausrichtung des Systems auf Gewinnorientierung

Solange betriebswirtschaftliches Denken dazu dient, eine indizierte Maßnahme möglichst wirtschaftlich und effektiv umzusetzen, ist es geboten. Der Rubikon ist überschritten, wenn ökonomisches Denken zur Erlössteigerung die medizinische Indikationsstellung beeinflusst.

Dr. med. Dr. phil. Urban Wiesing[10]

und der mit ihr einhergehenden Suche nach Rendite und Dividende haben die DRGs allerdings eine fatale Wirkung entfaltet, denn im Wettbewerb zwischen Profitinteressen und ethischen Prinzipien setzen sich erfahrungsgemäß Erstere durch.

Gleichwohl bedarf es eines Vergütungssystems, und das deutsche DRG-System muss dementsprechend reformiert werden.

11

Halten wir fest: Sowohl die Politik als auch das von ihr bisher entwickelte Fallpauschalensystem haben einen unzweifelhaft konstituierenden und dominanten Einfluss auf das Gesundheitswesen. Die alleinige Verantwortung für die Missstände dort zu verorten, ist aus unserer Perspektive allerdings deutlich zu kurz gesprungen und wenig hilfreich. Denn dann landen wir ganz unmittelbar wieder in der kollektiven Problemtrance, und berauben uns jeder Handlungsmöglichkeit. Und das führt unmittelbar in eine Abgabe der Verantwortung an den Staat und letztlich zu einer „Die Politik müsste mal ..."-Haltung, die Ohnmacht auslöst. Das war – und ist – spätestens jetzt in der Pandemie deutlich zu beobachten. Oder haben Sie nicht auch schon den Kopf geschüttelt, während Sie abends vor dem Fernseher saßen und sich anhörten, wie aus den Reihen der Politiker und Politikerinnen einmal mehr die Dringlichkeit diverser Maßnahmen betont wurde? „Warum haben die eigentlich nicht schon längst ..." war mit Sicherheit einer der häufigsten Sätze des vergangenen Jahres auf deutschen Sofas. Wir müssen das Problem „Krankes Gesundheitssystem" umfassender denken.

Und hier kommt jetzt **New Work** ins Spiel. New Work darf nicht auf die Frage reduziert werden, welche Arbeit ich *wirklich, wirklich tun will* – so lautet jedenfalls der wohl berühmteste Satz von Frithjof Bergmann, des Begründers der New-Work-Bewegung. Das Konzept umfasst auch die Art und Weise, *wie wir miteinander umgehen und arbeiten wollen.* Wieviel Autonomie und Mitgestaltung im Rahmen unserer Arbeit möglich ist, mit welchem Menschenbild wir einander begegnen und wie flexibel wir unsere Arbeit in Teams selbstorganisiert gestalten wollen – und können. Nicht zuletzt beleuchtet New Work den soziokulturellen Stellenwert von Arbeit und setzt sich in diesem Kontext auch kritisch mit unserem Konsumverhalten auseinander. Und: Diese Aufzählung des Spektrums von New Work ist nicht abschließend.

Wir beleuchten die Frage, *wie* unser Gesundheitssystem aufgebaut sein muss, um gute, selbstwirksame und gesunde Arbeit für Pflegekräfte, Ärztinnen und Ärzte und alle anderen Gesundheitsberufe[11] zu ermöglichen und inwieweit New-Work-Prinzipen diese Transformation unterstützen können.

Für unseren Diskurs nutzen wir – ganz im Sinne der WHO-Definition – eine salutogenetische Perspektive auf unser

Gesundheitssystem und wollen mit Ihnen in einen Austausch darüber treten, was ein „gesundes Gesundheitssystem" eigentlich ausmacht und wie Gesunderhaltung der im Gesundheitssystem tätigen Menschen mittels New Work ermöglicht werden kann. Mit anderen Worten: Was braucht es, um ein resilientes, *gesundheits*orientiertes Gesundheitswesen aufzubauen, das Anreize für Prävention setzt, sowohl den Patienten als auch der Gesunderhaltung aller dient, die sich um sie kümmern – und Letzteren einen richtig guten Arbeitsplatz bietet und trotzdem weder kostenseitig explodiert noch ordnungsrechtlich übersteuert ist.

Gesundheit ist ein Zustand des vollständigen körperlichen, geistigen und sozialen Wohlergehens und nicht nur das Fehlen von Krankheit und Gebrechen.

WHO

Übrigens: Wir, das sind Mona Frommelt, Ärztin und Vorstandsvorsitzende der Hans-Weinberger-Akademie der AWO e. V.,[12] David-Ruben Thies, CEO der Waldkliniken Eisenberg sowie ausgebildete Pflegekraft, und Vera Starker, Wirtschaftspsychologin und New-Work-Expertin. Wir bringen fachlich sehr unterschiedliche Perspektiven in den Diskurs ein, da wir davon überzeugt sind, dass keine Profession für sich allein die dringend nötige Wende für die Arbeit im Gesundheitssystem leisten kann und wird.

Dabei werden wir in den Mikrokosmos Klinik hineinzoomen, wohl wissend, dass Übertragungen auf die stationäre und mobile Pflege sowie die haus- und fachärztliche Versorgung nur eingeschränkt möglich sind. Die Kliniklandschaft ist jedoch ein Teil dieses Systems und kann sich nicht isoliert verändern. Die hausärztliche (Primär-)Versorgung, die ambulante und stationäre Pflege etc. müssen einbezogen werden.

13

Wir nutzen hier vielmehr den Mikrokosmos Klinik, um die Dynamiken innerhalb des ganzen Gesundheitssystems zu verdeutlichen.

Wir werden Ihnen zumuten, Ihren – wahrscheinlich leidvollen Erfahrungen geschuldeten „Das geht nicht, weil …"-Reflex, der in Deutschland stark ausgeprägt ist, gemeinsam mit uns zu überwinden.

Denn wir wissen, wovon wir reden: Beim Schreiben dieses Buches mussten wir uns immer wieder selbst disziplinieren, stießen mehr als einmal beinahe an unsere eigenen gedanklichen „Das geht nicht, weil …"-Grenzen und konnten dann erst den relevanten Schritt weiter in das „Wie könnte es sein, wenn …?" gehen.

Andererseits: Das macht eine gute Vision doch aus. Zunächst lehnen viele diese ab, und das Ziel wirkt schier unerreichbar, weil es so weit entfernt ist vom Status quo. Deswegen unterlegen wir unser New-Work-Modell, das im zweiten Teil des Buches vorgestellt wird, mit sehr konkreten Beispielen, die belegen, dass tradierte Muster erfolgreich überwunden werden können. Aus der Praxis für die Praxis. Wir sollten uns bei allen künftigen Maßnahmen die folgenden übergeordneten Fragen stellen: Befinden wir uns mit der geplanten Maßnahme gerade auf **Ursachen- oder Symptomebene?** Und führt die jeweils künftig konkret geplante Maßnahme zu einer **Stärkung des aktuellen Systems** (mittelbar und unmittelbar) oder **führt sie** (wie gewünscht) **aus dem System heraus und stärkt ein neues Verständnis von Gesundheit?**

I. New Work in der *Medizin* – warum überhaupt?

Um uns einer New-Work-Utopie für das Gesundheitswesen zu nähern, müssen wir zunächst einmal die vielbeschworene vermeintliche Unveränderbarkeit des Gesundheitssystems loswerden. Nehmen wir ein Beispiel aus einem völlig anderen Kontext. „Du stehst nicht im Stau. Du *bist* der Stau!" Kennen Sie den Spruch? Gemeint ist Folgendes: Gehen wir davon aus, dass wir im Stau stehen, erleben wir uns als ohnmächtig. *Wir würden ja fahren, wenn nur die anderen …* Staus entstehen aber nicht zufällig, sondern durch nicht vorausschauendes, egoistisches Fahren, überhöhte Geschwindigkeit, Baustellen und schlechte Leitsysteme. Erleben wir uns jedoch als für unser Verhalten verantwortliche Akteure des Verkehrssystems, dann begreifen wir uns selbst als Teil des Staus. Zugegeben – auch dann stehen wir mit unserem Auto im Stau. Aber wenn wir uns und unsere Fahrweise als Teil des Ganzen begreifen, entstehen Verantwortung und eigene Bewegungsoptionen, um den Stau vielleicht aufzulösen oder zumindest ein wenig Bewegung in die Angelegenheit zu bringen. Oder sogar vorausschauend Teil der Lösung zu sein.

Und so verhält es sich auch mit unserem Gesundheits-wesen. Ab dem Augenblick, in dem wir alle bereit sind, unseren Teil der Verantwortung für das Ganze zu tragen, entstehen Veränderungspotenziale. Und diese Potenziale möchten wir in diesem Buch sichtbar machen. Was natürlich bedeutet, dass wir sehr ausführlich über die Verantwortung von jedem und jeder Einzelnen von uns werden reden müssen.

New Work hat ausgesprochen viel mit Verantwortung zu tun. Frithjof Bergmann hat seine Utopie nicht im luftleeren Raum entwickelt, sondern auf der Basis von radikalen Umfeld-veränderungen in der Automobilindustrie in Detroit. „Was passiert eigentlich mit all den Menschen, die dort arbeiten und deren Arbeitsplätze durch die Automatisierung wegfallen?", lautete die Ausgangsfrage für seine Auseinandersetzung mit der Rolle, die Arbeit und Konsum in unserem Leben spielen.

Vorab sei dazu Folgendes betont: Seine Utopie ist weit umfassender als das, was in vielen Unternehmen und Institutionen diskutiert wird, und interessanterweise kennen viele „New Worker" sein Standardwerk gar nicht.[13] Es handelt sich bei New Work um eine philosophisch-soziologisch geprägte Erörterung zu der Frage, was Menschen wirklich wollen und welche Rolle Arbeit dabei spielt – also eine Art Grundlagen-forschung zu unserem Leben und unserer Arbeit.

Seitdem New Work auch in der deutschen Wirtschaft immer bekannter wird, kommt es in vielen Unternehmen zu einer nahezu inflationär anmutenden „Purpose-Diskussion", einer Perspektive auf Sinn und Sinnsuche, ziemlich mechanis-tisch und somit ganz anders, als Viktor Frankl, der Begründer der Logotherapie und Existenzanalyse – der im Kontext Sinn ständig als Beispiel herhalten muss –, sich das gedacht hat. Die Purpose-Lawine walzt also quer durch die Unternehmen und definiert das, was früher ein Mission-Statement war – also der schlichte Unternehmenszweck –, gnadenlos in einen Purpose um, der den Menschen das Gefühl vermitteln soll, ihre Energie und Lebenszeit exakt am richtigen Ort einzusetzen. Der „War for Talents" soll auf diese Weise ebenso gewonnen werden – auch wenn die Zahlen zu den Bindungswerten der Mitarbeiter und Mitarbeiterinnen in deutschen Firmen, die das Gallup Institut Jahr für Jahr herausgibt, immer beunruhigender aussehen: Nur noch 17 Prozent der Mitarbeitenden fühlten sich 2021 noch emotional an ihr Unternehmen gebunden.[14]

Und wie sieht es im Gesundheitswesen aus? Insbesondere in der Pflege und in der haus-[15] und kinderärztlichen Versorgung fehlen Arbeitskräfte, obwohl der ärztliche und der pflegende Beruf sowie auch alle weiteren Gesundheitsfachberufe per se hochgradig sinnorientiert sind, was nichts anderes bedeutet, als dass man in diesem Bereich – anders als in vielen Wirtschaftsunternehmen – den Sinn noch nicht einmal künstlich herstellen muss.

Die kurze Verweildauer von Pflegekräften in ihrem Beruf (zwischen 8,4 Jahren in der Alten- und 13,7 Jahren in der Krankenpflege)[16] deutet vielmehr darauf hin, dass es die Arbeitsbedingungen an sich sind – also nicht das „Was", sondern das „Wie" –, die zu einer Abkehr vom Beruf führen. Es sind nicht die Berufe selbst. Stress und Erschöpfung, weil die Personaldecke immer mehr ausgedünnt wird, schlechte Verdienstmöglichkeiten, fehlende Wertschätzung seitens der Politik, der Ärzteschaft etc. und Einbindung in Entscheidungsgremien sind die häufigsten Gründe, die jene nennen, die frühzeitig das Handtuch werfen.[17] Darüber hinaus hat sich die Pflege nicht im Verbund gegen dieses Höchstmaß an Fremdbestimmung in ihrem Beruf zur Wehr gesetzt. Das unübersichtliche Feld an Protagonisten innerhalb und außerhalb der

Pflege hat teils sogar widersprüchliche Forderungen erhoben.

Auch angehende Ärzte und Ärztinnen schauen kritisch auf die Arbeitsbedingungen im klinischen Umfeld. Einer Befragung des Hartmannbundes 2015 zufolge denken 36 Prozent der befragten Ärzte und Ärztinnen sehr genau darüber nach, ob sie ihren Beruf überhaupt weiterhin in einer Klinik ausüben wollen – ein Grund dafür sind die dort herrschenden Arbeitsbedingungen. Der Studie Patientenwohl und Ökonomisierung zufolge schwindet bei Ärzten selbst das Vertrauen in die ethische und rechtliche Korrektheit der Medizin.[18]

Hier wären wir jetzt bei den Chancen, die New Work bietet, denn das Potenzial der Neuen Arbeit wurde bereits durch mehrere Studien bestätigt; sie haben gezeigt, dass eine Verbesserung der Arbeitsumgebung einen relevanten Einfluss auf das Arbeitserleben hat. Die Stärke der Idee liegt im konsequenten Ausbau von Autonomie- und Mitgestaltungsrechten, in der Anerkennung des Geleisteten (nicht nur, aber auch wirtschaftlich), in der Verringerung der emotionalen Belastung, in der Qualität der Führung (in den Studien als übergeordnet relevant eingestuft)[19], in guten professionsübergreifenden Fort- und Weiterbildungsmöglichkeiten und nicht zuletzt der Zusammenarbeit zwischen Ärzteschaft, Pflegepersonal, Gesundheitsfachberufen und Verwaltung in Teams – man kann auch schlicht „Betriebsklima" sagen. **Viele dieser Potenziale könnten ohne jede politische Handlungsnotwendigkeit innerhalb des Systems umgesetzt werden.** Diejenigen, die seit langem für eine Verbesserung des Systems kämpfen, winken hier vielleicht ermüdet ab. Allerdings glich ihr Handeln bislang eher einer Graswurzelinitiative, einem Veränderungsansatz aus der Mitte der Unternehmen.[20] Aus unserer Sicht sind die Klinikleitungen selbst in der Verpflichtung, das System der

Zusammenarbeit innerhalb ihres Klinikums zukunftsweisend zu verändern. Weder der Verweis auf das DRG-System noch der auf fehlenden politischen Willen entlässt die Klinikleitungen aus der Pflicht, diese Veränderungen aus ihrer Rolle heraus zu initiieren. Nur durch eine Steigerung der Attraktivität sowohl des Pflegeberufs (mit entsprechenden positiven Effekten auf die Versorgungsqualität)[21] als auch der Arbeitsbedingungen für Ärzte und Ärztinnen wird es, wenn wir auf den Fachkräfte-mangel schauen, eine Trendumkehr geben. Und da es bereits Kliniken gibt, die das umsetzen, können wir festhalten: Es geht doch!

Und schon sind wir mittendrin in New Work. Denn auf diese Weise können wir Menschen, die intrinsisch motiviert sind – ihre Berufswahl lässt kaum einen anderen Schluss zu –, ein System bieten, in dem sie gesund und gern arbeiten, statt ihre altruistische Motivation wegen meist profitorientierter Motive immer weiteren Belastungsproben zu unterziehen.

Ein Blick auf die Herausforderungen, vor denen unser Gesund-heitssystem steht, macht klar, dass wir uns an einem Scheide-weg befinden. Wollen wir den Herausforderungen eines sich stark verändernden Umfelds mit **tradierten Managementan-sätzen**, weiterer **Profitorientierung** und noch mehr **professio-neller Bürokratie** begegnen? Oder wollen wir konsequent auf dem Wege der Neuen Arbeit Möglichkeiten für den Umgang mit diesen Herausforderungen finden, die für alle Beteiligten attraktiv sein können? Das sich stark verändernde Umfeld und die sich daraus ergebenden Variablen möchten wir im Folgen-den kurz skizzieren, auch wenn sie bekannt, vielfach bespro-chen – und leider (noch) ungelöst sind.

Wir sprechen im Ergebnis von zwei Handlungsfeldern: dem Gesundheitssystem an sich und der Arbeit *im* Gesund-heitssystem. New Work betrifft vor allem Letzteres. Allerdings sind die Möglichkeiten des Neuen Arbeitens ohne einen Systemwechsel des Gesundheitswesens an sich limitiert. Deswegen widmen wir uns beiden Feldern. Im Folgenden wird nun erklärt, warum wir am Scheideweg stehen.

＊ Radikale *Veränderungen* im medizinischen Bedarf

Der medizinische Bedarf wird sich in den kommenden 15 bis 20 Jahren zunächst drastisch erhöhen (und später wieder abnehmen). Haupttreiber sind die Demografie und die sich aus ihr ergebende steigende Zahl chronischer Krankheiten sowie steigende Multimorbidität, also die Häufung von teils komplexen Mehrfacherkrankungen. Gleichzeitig sorgt diese Demografie für einen zunehmend dramatischen Fachkräftemangel, eine Entwicklung, mit der die deutsche Wirtschaft schon seit Jahrzehnten konfrontiert ist.

Nehmen wir den bereits existierenden Fachkräftemangel in der Ärzteschaft und Pflege hinzu, dann reden wir über eine dramatische Lücke. Da zeitgleich die Anzahl der Erkrankten, die mehr als eine Krankheit entwickeln, kontinuierlich steigt, muss auch die komplexe Dauerversorgung immer häufiger gesichert werden. Gleiches gilt für chronisch erkrankte Menschen, deren Überlebenschancen durch die moderne Medizin zwar deutlich gestiegen, die aber auf eine kontinuierliche Betreuung im Gesundheitssystem angewiesen sind. Die Unterdeckung beim medizinischen Personal ist – Stand jetzt – mit dem bisherigen

Wir wissen, dass 2030 circa 500.000 Pflegekräfte fehlen werden.

Christine Vogler, Präsidentin des deutschen Pflegerats[22]

Instrumentarium einfach nicht mehr abzuwenden. Mit den entsprechenden Folgen für die Gesundheitsversorgung.

Bürokratie in Forschung und Lehre

Aus der Krankheitsentwicklung folgt auch eine übergeordnete Bedeutung der biomedizinischen Forschung, um über neue Ansätze sowohl Prävention und Früherkennung als auch regenerative Potenziale zu steigern und damit nicht zuletzt auch das Gesundheitssystem zu entlasten. Bereits 2018 befand der Wissenschaftsrat, dass „gemessen an einer leitenden Rolle bei herausragend publizierten klinischen Studien die deutsche Forschung im Vergleich mit wichtigen Referenzländern keine internationale Spitzenposition ein[nimmt]". In 2021 wertete eine Studie von Schweizer und deutschen Forschenden den Forschungsbeitrag deutscher Forschungseinrichtungen zu Covid aus und kam zu einem vernichtenden Schluss: Trotz hoher Investitionen seitens der Bundesregierung lag der deutsche Beitrag zur weltweiten COVID-19-Forschung im Bereich von randomisiert-kontrollierten klinischen Studien auf niedrigstem Niveau. Und an der „Solidarity"-Studie der WHO, an der weltweit 30 Länder beteiligt waren, nahm Deutschland gar nicht forschend teil. Es wurden lediglich finanzielle Mittel zur Verfügung gestellt.

Im Rahmen der Aufarbeitung dieses Umstandes verwies das Bundesforschungsministerium auf die Zuständigkeit des Deutschen Zentrums für Infektionsforschung (DZIF) und des Deutschen Zentrums für Lungenforschung (DZL). Dessen Direktor, Professor Tobias Welte, verwies wiederum auf bürokratische Hemmnisse, die es deutschen Universitäten schwermachten, an Studien wie „Solidarity" teilzunehmen. Die Studienkriterien seien dabei „entsprechend dem aktuellen Stand des Wissens andauernd verändert" worden. Jede einzelne Änderung müsse in Deutschland aber erst von der zuständigen Behörde, dem Bundesamt für Arzneimittel und Medizinprodukte (BfArM), genehmigt werden. Aufgrund der Änderungen musste aber „das Genehmigungsverfahren mehrfach neu gestartet werden", teilte Welte mit. Die Verzögerung sei „bedauerlich", jedoch den strengen Vorschriften geschuldet.

Dieses Beispiel zeigt: Die vielen brillanten Forscherinnen und Forscher in Deutschland kämpfen mit Randbedingungen für ihre Forschungsaktivitäten, die viel zu bürokratisiert und letztendlich auch hierarchisiert sind, als dass sie ihre Forschungsexzellenz ausleben könnten. Und Deutschland selbst? Stopft die Löcher, die überall klaffen, mit Geld, weil unsere Bürokratie uns daran hindert, selbst aktiver zu werden.

* Finanzierungskrise

Die gesetzlichen Krankenversicherungen sehen sich im Zuge des demografischen Wandels und des medizinisch-technischen Fortschritts mit sinkenden Einnahmen und steigenden Ausgaben konfrontiert, denn die Struktur der Beitragszahler in der GKV verschiebt sich. Immer mehr Rentner stehen einer immer kleiner werdenden Zahl von Erwerbstätigen gegenüber, was dazu führt, dass das Beitragsvolumen sinkt. Kommt es weder zu Leistungskürzungen noch zu einer Ausweitung des Bundeszuschusses oder einer höheren Effizienz, sind zur Finanzierung der Leistungen Beitragssatzsteigerungen nötig. Schreibt man den Effekt des demografischen Wandels mit den heute zugrunde liegenden Ausgabenprofilen und den real beobachteten Kostensteigerungen pro Kopf fort, kann eine Erhöhung des GKV-Beitragssatzes bis zum Jahr 2035 auf 18,3 Prozent prognostiziert werden. Berechnungen für das Jahr 2045 zeigen einen Beitragssatz von 19,2 Prozent. Bei einer dynamischeren Kostenentwicklung im Gesundheitswesen, die etwa auf einen medizinisch-technischen Fortschritt, dem keine Einspareffekte gegenüberstehen,

Solidarität ist in der GKV oberstes Gebot. Und dennoch dürfen Gewinne (auch auf Kosten der Beschäftigten) erwirtschaftet werden, die an Aktionäre abfließen.

oder auch auf Lohnsteigerungen bei den Gesundheitsberufen zurückzuführen ist, ist von einem GKV-Beitragssatz von 20,6 Prozent im Jahr 2035 auszugehen. Bis 2045 würde unter diesen Annahmen der Beitragssatz sogar bei 23,3 Prozent liegen.

* Im Wettlauf *gegen* Amazon und Apple?

Digitalisierung bedeutet bekanntlich mehr als ein Blatt Papier einzuscannen ... auch wenn das in einigen Kliniken schon ein Fortschritt wäre. In einem großen Universitätsklinikum schilderte eine Führungskraft einen Ablauf, der die Misere sehr gut illustriert: Die Dokumentation einer Behandlung erfolge zunächst auf Papier und werde dann gescannt. Bis zur Abrechnung gegenüber der Krankenkasse werde dieses Papier in den unterschiedlichen Abteilungen, die es durchlaufe, allerdings noch drei Mal ausgedruckt und wieder eingescannt. Das hat natürlich nichts mit Digitalisierung zu tun. Hier bleiben Automatisierungspotenziale, die mit papierlosen Abläufen auf der Basis effizienter Prozesse einhergehen könnten, ungenutzt.

Digitalisierung und KI im klinischen Bereich bedeuten grob gesagt: forschungs-, behandlungs- und abrechnungsrelevantes Sammeln, Aufbereiten und Nutzen von Daten für Prävention, Behandlung und Heilung von Menschen. So schlicht, so schön. Und hier hinken wir in Deutschland unseren Möglichkeiten deutlich hinterher, und das nicht nur, weil die datenschutzrechtlichen Hürden so hoch sind. Die Silostrukturen in und zwischen den verschiedenen Institutionen verhindern ein systematisches Datenmanagement an vielen Stellen, vor allem in Netzwerken mit außerklinischen Einrichtungen. Das berühmte Fax aus dem Gesundheitsamt während der Pandemie steht stellvertretend für die verschlafene Digitalisierung der vergangenen Jahre.

Gleichzeitig geben die Nutzer von Wearables wie Smartwatch etc. freiwillig Daten in einem Umfang an die Tech-Giganten ab, dass es eine Frage der Zeit ist, bis diese gezielt in die Forschung und in einem zweiten Schritt in die medizinische Behandlung eintreten. Viele Daten wären ja schon da. In Las Vegas startete die traditionelle Elektro-Verbrauchermesse CES mit erstmals mehr als hundert Gesundheitsunternehmen. Der Wettkampf ist eröffnet.

✳ *Silos* lassen sich nicht digitalisieren

Teile der stationären medizinischen Versorgung werden in deutlichem Umfang durch ambulante oder telemedizinische Behandlungsformen abgelöst werden (müssen). Bei gleicher oder sogar höherer Qualität und zugleich geringeren Kosten ist das Ambulantisierungspotenzial in einigen Fachgebieten durchaus hoch. Im internationalen Vergleich hat Deutschland hier Nachholbedarf.

Für ein exakt aufeinander abgestimmtes Zusammenwirken stationärer und ambulanter Versorgungsangebote sind veränderte Strukturen und Kompetenzen notwendig. Bisherige Projekte zur Etablierung sektorenübergreifender Versorgung haben sich jedoch überwiegend als sehr schwergängig erwiesen, viele gelten als gescheitert, weil die Protagonisten gegen Windmühlen kämpfen müssen. Das ändert allerdings nichts an der dringenden Notwendigkeit, Krankenhäuser und niedergelassene Praxen digital und damit auch prozessual miteinander zu verzahnen. Auch hier bieten die Niederlande und Dänemark mit ihren Gesundheitswesen, in denen die Vernetzung im Kern angelegt ist, Best Practice. Österreich etabliert derzeit 75 Primärversorgungszentren, die Niederlande und Dänemark haben ebenfalls eine starke lokale Primärversorgung, kombiniert mit sogenannten Superkliniken.

Darüber hinaus – und das ist eine in der Wirtschaft bereits schmerzhaft erfahrene Wahrheit – lassen sich Silos nicht digitalisieren und genauso schlecht automatisieren. Die in Silos organisierte Bürokratie des Gesundheitswesens hat dazu geführt, dass bisherige Digitalisierungs- und Automatisierungsprojekte auf Prozessebene zu einer Skepsis des medizinischen Personals geführt haben und nicht zu seiner Entlastung. Silos sind unzweifelhaft eines der zentralen Hemmnisse für eine sektorenübergreifende Betreuung.

* Neue *Generationen*

Laut einer Umfrage des Hartmannbundes aus 2015 strebt der medizinische Nachwuchs ins Krankenhaus, weil ihm Teamarbeit sehr wichtig ist. Hierarchische Strukturen und eine autoritäre Führungskultur werden wiederum als Gründe für eine Entscheidung gegen eine Karriere im Krankenhaus angegeben. Das wird bestätigt durch die Ausführungen der „Generation Hashtag im Gesundheitswesen".[23] Hiernach stehen Weiterbildung, Planbarkeit der Dienste, ausreichende Zeit für Erholung und Freizeit sowie Teamdenken und ein gemeinsames Werteverständnis ganz oben auf der Agenda von heutigen und zukünftigen Mitarbeitern und Mitarbeiterinnen. Das klingt kaum noch nach altruistischer Aufopferung, dafür deutlich nach einem ausdrücklichen Wunsch nach New Work!

Die Realität wird allerdings noch stark durch Profitorientierung und die daraus resultierenden Arbeitsbedingungen geprägt. Eine repräsentative Umfrage des Hartmannbundes unter 1.258 Ärztinnen und Ärzten in Weiterbildung aus 2021 ermittelte, dass die hohe Arbeitsbelastung zur Folge hat, dass etwa 36 Prozent der jungen Ärztinnen und Ärzte über einen Berufswechsel nachdenken. Das verschärft nicht nur die Versorgungslücke, sondern lässt auch die hohen Ausbildungskosten für Mediziner im Schornstein verrauchen.

Eine Umfrage im Auftrag der Kassenärztlichen Bundesvereinigung (KBV) in Zusammenarbeit mit dem Medizinischen Fakultätentag und der Bundesvereinigung der Medizinstudierenden unter knapp 14.000 Medizinstudierenden ergab, dass 70 Prozent der Studierenden eine Tätigkeit in der ambulanten Medizin anstreben, vor allem in angestellter Position in einer Gemeinschaftspraxis oder einem Medizinischen Versorgungszentrum. Das ist für die Nachwuchsplanung der Kliniken eine Katastrophe, sollte es bei unserer aktuellen Kliniklandschaft bleiben.

Der Glaube daran, dass sich die Medizin und die in ihr handelnden Akteure nachhaltig verändern, wird von den jüngeren Generationen Y und Z bezweifelt.[24] Das mag unter anderem daran liegen, dass diverse – auch gesetzgeberische – Veränderungsinitiativen wenig nachhaltige Veränderungen erzielten und – daraus abgeleitet – auch künftigen Initiativen nur geringe Erfolgsaussichten bescheinigt werden. Gleichzeitig tritt auch eine Erschöpfung derjenigen ein, die seit Jahrzehnten für Veränderungen *innerhalb* des Systems kämpfen. Und das färbt auch auf den Nachwuchs ab, wie eine Umfrage aus dem Jahr 2016 ergab. Nur 42 Prozent der befragten Pflegekräfte würden einem jungen Menschen zu diesem Beruf raten.[25]

Vielleicht erinnern Sie sich an Alexander Jorde, der 2017 in der Wahlarena die Bundeskanzlerin a. D., Dr. Angela Merkel, mit den Zuständen in der Pflege konfrontierte und bei ihren Antworten sehr kritisch nachfasste[26]. Das daraus resultierende mediale Echo war derart groß, dass auch die anderen politischen Parteien nicht umhinkonnten, sich prominent mit dem Thema Pflege zu befassen. Während eines Interviews im November 2021 wurde ebendieser Alexander Jorde gefragt – er ist mittlerweile Buchautor und wurde mit dem Deutschen Fernsehpreis ausgezeichnet[27] –, was sich ändern müsse in der Pflege. Seine Antwort ließ tief blicken, denn er fragte nur, warum sich seit seinem damaligen Fernsehauftritt eigentlich nichts Wesentliches geändert habe.[28] Da muss man schon schlucken.

Das System Medizin als solches hat sich lange auf die altruistischen Motive der dort Beschäftigten verlassen können, die hohe Leidensfähigkeit und große Toleranz gegenüber den schwierigen Umfeldbedingungen garantierten. Diese Zeiten sind vorbei, denn die kommenden Generationen, die medizinische Berufe ergreifen, werden ganz neue und andere Anforderungen an Teilhabe, Mitgestaltung und Selbstorganisation bei gleichzeitig hohem Sicherheits- und Bindungsbedürfnis stellen. Derweil hat sich die neue Ampelkoalition auf den Weg gemacht, die Koffer voller Versprechen. Es bleibt zu hoffen, dass sie aus der Vergangenheit gelernt haben: Einzelne Gesetzesinitiativen stärken das bestehende System, anstatt es zu verändern!

∗ **Stress** *allerorten*

Die AOK zählte 2019 durchschnittlich 5,9 Arbeitsunfähigkeitsfälle je 1.000 Mitglieder aufgrund einer Burnout-Diagnose. Damit hat sich die Diagnosehäufigkeit im letzten Jahrzehnt beinahe verdoppelt. Auch das Krankheitsvolumen dieser Diagnosegruppe hat sich rapide erhöht: Waren es 2005 noch 13,9 Krankheitstage, registrierte die AOK 2019 bereits 129,8 Krankheitstage je 1.000 Mitglieder. Hochgerechnet auf alle gesetzlich krankenversicherten Beschäftigten ergeben sich daraus für 2019 rund 185.000 Burnout-Betroffene mit kulminierten 4,3 Millionen Krankheitstagen.

Laut einer groß angelegten Umfrage der Techniker Krankenkasse leiden in Deutschland mehr als drei Viertel der erwachsenen Bevölkerung zumindest gelegentlich unter Stress – ein knappes Viertel sogar häufig, wobei das Berufsleben einer der drei größten Stressfaktoren darstellt. Vor allem ständiger Termindruck und zu lange Arbeitszeiten werden als Stressoren genannt. In 2020 gab es trotz der hohen Kurzarbeitsquote in Deutschland rund 775 Millionen bezahlte und ca. 892 Millionen unbezahlte Überstunden. Besonders viele Überstunden werden in den Pflegeberufen geleistet. So gab es in der Altenpflege in Deutschland 2019 etwa 14,8 Millionen Überstunden, von denen deutlich weniger als die Hälfte, nur etwa 5,8 Millionen, vergütet wurden.

Der Stresslevel nimmt stetig zu. „Es zeigt sich, dass der subjektiv empfundene Stress bei den Menschen in den vergangenen Jahren noch einmal signifikant zugenommen hat", erklärt Dr. Jens Baas, Vorstandsvorsitzender der TK. „Im Vergleich zu unserer ersten Studie von 2013 verzeichnen wir bei den häufig Gestressten einen Anstieg um 30 Prozent." Einer aktuellen Microsoft-Studie zufolge sagt fast jede oder jeder vierte Beschäftigte, dass sich ihr Arbeitgeber nicht für ihre Work-Life-Balance interessiert. 55 Prozent fühlen sich überarbeitet, 42 Prozent erschöpft.

Die Zahl der psychischen Erkrankungen und die daraus resultierenden Fehltage stieg seit 2020 um 56 Prozent. Der Fehlzeiten-Report 2021 des Wissenschaftlichen Instituts der AOK (WIdO) ermittelte, dass psychische Erkrankungen bei den durch die AOK versicherten Beschäftigten 2020 mit 12 Prozent aller Krankheitsfälle die zweithäufigste Krankmeldungsursache waren. Psychische Erkrankungen bringen zudem häufig lange Ausfallzeiten mit sich, und im Schnitt dauerten diese 30,3 Tage – das ist mehr als doppelt so lang wie die durchschnittliche Zahl der Krankheitstage bei anderen Erkrankungen, die bei nur 13,8 Tagen liegt.

Diese Zahlen ergeben ein mehr als deutliches Bild. Arbeit, so wie sie derzeit im Übergang zum digitalen Wissenszeitalter in Deutschland gestaltet wird, wirkt offensichtlich bei einem großen Teil der Beschäftigten stressauslösend. Die WHO hat auf ihrer Jahresversammlung 2019 den angepassten ICD-Katalog der Krankheiten verabschiedet, der am 1. Januar 2022 in Kraft tritt. Darin ist Burnout erstmals als Syndrom aufgrund von „chronischem Stress am Arbeitsplatz, der nicht erfolgreich verarbeitet wird" definiert. Das passende Instrument ist die sogenannte Gefährdungsbeurteilung für psychische Belastungen am Arbeitsplatz, die bereits in Kraft ist. Es existieren jedoch nur wenige repräsentative Untersuchungen zur Häufigkeit der Durchführung der sogenannten Gefährdungsbeurteilung psychischer Belastung (GB-Psych) in Deutschland.

Die angenommene Durchführungsrate liegt zwischen

6 und 26 Prozent der Unternehmen. Die vorhandenen Mittel, um die psychische Belastungssituation strukturiert zu reduzieren, werden von 75 Prozent der Arbeitgeber schlichtweg nicht genutzt. Darüber hinaus verhindern alte Führungsmodelle und Hierarchien immer noch, dass Menschen eine gute Selbstfürsorge betreiben, die in vielen Unternehmen immer noch als das Gegenteil von Engagement begriffen wird – obwohl es bereits Lösungen gibt, wie Wertschöpfung im digitalen Zeitalter gehirngerecht gestaltet werden kann.[29]

* *Gesundheitszustand* der im Gesundheitssystem tätigen Menschen

Dass in Kliniken herausfordernde Arbeitsbedingungen herrschen und daraus erhöhter Stress für die Beschäftigten resultiert, wird in verschiedenen Studien belegt.[30] Bereits junge Beschäftigte der klinischen Versorgung erleben Gesundheitsgefährdungen, so eine Studie der Berufsgenossenschaft für Gesundheitsdienst und Wohlfahrtspflege (BGW) von 2019.[31] Belastungssyndrome, Burnout-Symptome und Überarbeitung treten nicht nur bei langjährig engagierten Beschäftigten auf, sondern zunehmend auch bei jungen.

15 Prozent der jungen Pflegenden und 22 Prozent der Ärzte und Ärztinnen haben bereits Medikamente wegen Arbeitsstress eingenommen.

Einer 2017 durchgeführten Online-Befragung der BGW (in Zusammenarbeit mit der Universität Hamburg, dem Marburger Bund, dem Hartmannbund sowie mehreren Berufsverbänden) zufolge leiden auch Nachwuchsärztinnen und -ärzte bereits unter Burnout-Symptomen, woraus ein weiterer psychisch belastender Faktor resultiert: Viele von ihnen haben den Eindruck, dass unter ihrer persönlichen beruflichen Belastung auch die Patientenversorgung leidet. Das Ausmaß der Betroffenheit ist enorm. „Mehr als 70 Prozent der jungen Angestellten im Krankenhaus leiden unter Burnout-Symptomen, und jeder Fünfte gab sogar an, aufgrund von arbeitsbedingtem Stress bereits Medikamente eingenommen zu haben", berichtet Dr. med. Kevin Schulte, Sprecher des Jungen Forums des Berufsverbandes Deutscher Internisten (BDI) und Co-Autor der Studie gegenüber dem Deutschen Ärzteblatt.[33]

Eine sehr gute, bewährte Kollegin hat hier einen völligen psychischen Zusammenbruch erlitten. Das war sehr beeindruckend – zwei junge Kolleginnen mit Tinnitus und Hörsturz – alles junge Leute – die vierte Kollegin hatte eine hypertensive Krise, die wurde intensivpflichtig – die fünfte ist in einer psychosomatischen Kur mit entsprechender Diagnose – das war so die letzten 1,5 Jahre.[32]

„Das ist wirklich erschreckend und ein deutliches Zeichen dafür, dass es sich bei den betroffenen Kollegen nicht um Einzelfälle handelt, die den körperlichen und psychischen Belastungen im Krankenhaus nicht gewachsen sind", betont der Internist. „Viele Kollegen müssen aufgrund der gesetzten Rahmenbedingungen eine Versorgung leisten, die ihrem persönlichen moralischen Werteempfinden widerspricht." Bestätigt wird dies über eine DAK-Erhebung aus 2020, nach der das Gesundheitswesen als trauriger Sieger die Abweichung vom DAK-Durchschnitt bei psychischen Erkrankungen mit 43 Prozent anführt. Eine neue britische Studie aus dem Jahr 2018 bezeichnet Burnout unter Ärzten gar als „Epidemie". „Alle Studien, ob national oder international, belegen einen Anstieg", berichtet Dr. med. Hans-Peter Unger, Chefarzt des Zentrums für seelische Gesundheit am Asklepios Klinikum Harburg.

Herbert Freudenberger, der das Burnout-Konzept 1974

Wollen wir es als Gesellschaft hinnehmen, dass Ärztinnen, Ärzte und Pflegefachkräfte im Einsatz für die Gesundheit ihrer Patienten ihre eigene Gesundheit nachhaltig gefährden?

erstmals veröffentlichte, beschrieb es zuerst für soziale Berufe. Eine ausgeprägte Arbeitsethik, und diese lässt sich wohl das gesamte pflegende und medizinische Personal bestätigen, führt häufig zur Verleugnung eigener Bedürfnisse. Ganze 43 Jahre nach Freudenbergers Erstaufschlag bestätigen sich seine Annahmen erneut. Die BGW-Befragung von 2017 nennt Überengagement als einen relevanten unabhängigen Risikofaktor für einen reduzierten Gesundheitszustand und ein hohes Burnout-Risiko für Ärzte und Pflegende.

Noch dramatischer wird es bei den Suiziden. Nach Auswertung der Daten von mehr als 70.000 Ärzten in einer Metaanalyse steht fest: Mehr als jeder sechste Mediziner denkt im Laufe seines Lebens an Selbstmord.[34] Die Suizidrate unter deutschen Ärzten ist im Vergleich zur Allgemeinbevölkerung um das 3,4-fache erhöht; unter deutschen Ärztinnen sogar um das 5,7-fache.[35] Trotz der hohen Belastung für die Beschäftigten ist (seelische) Gesundheitserhaltung in der Krankenhaus-Finanzierung nicht durchgängig budgetiert. Die finanzielle Ausstattung, die das SGB V ermöglicht, führt nicht zu einer relevanten Inanspruchnahme.

Zudem (oder vielleicht auch deshalb?) gibt es ausgeprägte Selbststigmatisierungstendenzen bei Mitarbeitenden im Gesundheitswesen im Hinblick auf die eigene Hilfsbedürftigkeit.[36] Insbesondere bei Ärztinnen und Ärzten auf Intensivstationen gibt es deutliche Hemmungen, die eigene Unterstützungsbedürftigkeit zu äußern und transparent zu machen. Und der Pflege wird – weist sie auf die gesundheitlichen Risiken hin – nicht selten vorgeworfen, „zu jammern". Das ist ein auch in

Wirtschaftsunternehmen zu beobachtendes Phänomen: In der Diskussion über einen Ruheraum für die Belegschaft beispielsweise intervenierte der Betriebsrat, da er überzeugt war, dass die Nutzung dieser Räume durch die Beschäftigten zu einer negativen „Performance-Bewertung" seitens der Führungskräfte führen würde.

Stell dir vor, es geht um Prävention, und keiner geht hin.

Die Corona-Pandemie erhöht die Belastung um ein Vielfaches. Die DGIIN befragte im April 2021 1.321 Personen, darunter Pflegende (57 Prozent), Rettungs-/Notfallsanitäterinnen und -sanitäter (5 Prozent), sonstige Berufsgruppen (3 Prozent) sowie Ärztinnen und Ärzte (35 Prozent). Mehr als 30 Prozent der nichtärztlichen Mitarbeitenden auf den Intensivstationen, in den Notaufnahmen und im Rettungsdienst wollen ihren Beruf in den nächsten 12 Monaten verlassen, und fast die Hälfte der Pflegenden möchte weniger arbeiten.

72 Prozent der Befragten geben an, im Zuge der dritten Welle der Corona-Pandemie überlastet zu sein, und 96 Prozent fühlen sich von den politischen Entscheidungsträgern in der täglichen Arbeit im Stich gelassen. 94 Prozent der befragten nichtärztlichen Mitarbeitenden sehen nach drei Corona-Wellen weder die Intensiv- und Notfallmedizin noch den Rettungsdienst strukturell und personell für die Zukunft ausreichend belastbar aufgestellt. 96 Prozent der Befragten aus den nichtärztlichen Berufen glauben nicht, dass die Politik diesen Personalmangel beheben kann. Auch den Krankenhäusern (83 Prozent) und den Spitzenverbänden der Krankenhäuser oder Krankenkassen (72 Prozent) trauen sie dies nicht zu. Einhellig sind die Befragten der Meinung, dass es eine nachhaltige Krankenhausreform, eine Stärkung der Intensiv- und Notfallmedizin sowie bessere Arbeitsbedingungen braucht. Knapp 38 Prozent der nichtärztlichen Mitarbeitenden sehen die Lösung des Per-

sonalproblems in der Zusammenlegung von Krankenhäusern.[37]

Ein prägnantes Beispiel dafür, wie etwas gutes Neues im alten System verpuffen kann, ist das sogenannte Krankenhauszukunftsgesetz, eine an sich sehr wichtige gesetzgeberische Initiative, um die in Teilen kaum zukunftsfähige digitale Infrastruktur in deutschen Kliniken besser für die Zukunft aufzustellen. Aber statt die Investitionsmittel den Kliniken selbst zur Verfügung zu stellen, hat man ein bürokratisches Antragssystem über die Länderverwaltungen etabliert, was letztendlich nur für hohe Personal- und Beratungskosten sorgt und dafür, dass auf Länderseite mehr verwaltet als sinnvoll projektiert wird. Also mehr Bürokratie für etwas, das als entbürokratisierende Maßnahme gedacht war.

Mit der Digitalisierung sind viele Hoffnungen verknüpft, insbesondere die, dass man Probleme bearbeiten kann, deren Lösung sonst nicht finanzierbar wäre – zumindest nicht im derzeit zur Verfügung stehenden Finanzierungssystem. Kommt also ein komplexes Problem um die Ecke, lauten zwei von drei Antworten: Das lösen wir über die Digitalisierung. Das ist ein Trugschluss, nicht nur, weil Deutschland beim Thema Digitalisierung im internationalen Vergleich massiv hinterherhinkt. Allein durch die Digitalisierung einer von Fehlanreizen geprägten Ordnung entsteht nun mal kein auf Gesundheit hin orientiertes, funktionales System.

Zeit für ein kurzes Zwischenfazit: Wir beobachten ein immer stärkeres Auseinanderfallen zwischen der rasanten Veränderung der Umfeldbedingungen und der Anpassungskompetenz des Gesundheitswesens, welches mit der hohen Dynamik nicht mehr Schritt halten kann. Die hier im Schnelldurchlauf referierten Fakten sind bekannt, und man kann nur mit Verwunderung feststellen, dass sich das „System Medizin" trotz aller immer dringlicheren Warnungen – die in der Pflege übrigens schon seit 40 (!) Jahren vorgetragen werden – bislang nicht adäquat verändert hat. Zwar haben die vom damaligen Gesundheitsminister Jens Spahn auf den Weg gebrachten gesetzgeberischen Initiativen viele Probleme adressiert, die Gesetze wirken allerdings überwiegend auf Symptomebene – und eben nicht im System selbst. Und das lässt nur einen einzigen Rückschluss zu: Es gibt kein richtiges im falschen System.[38]

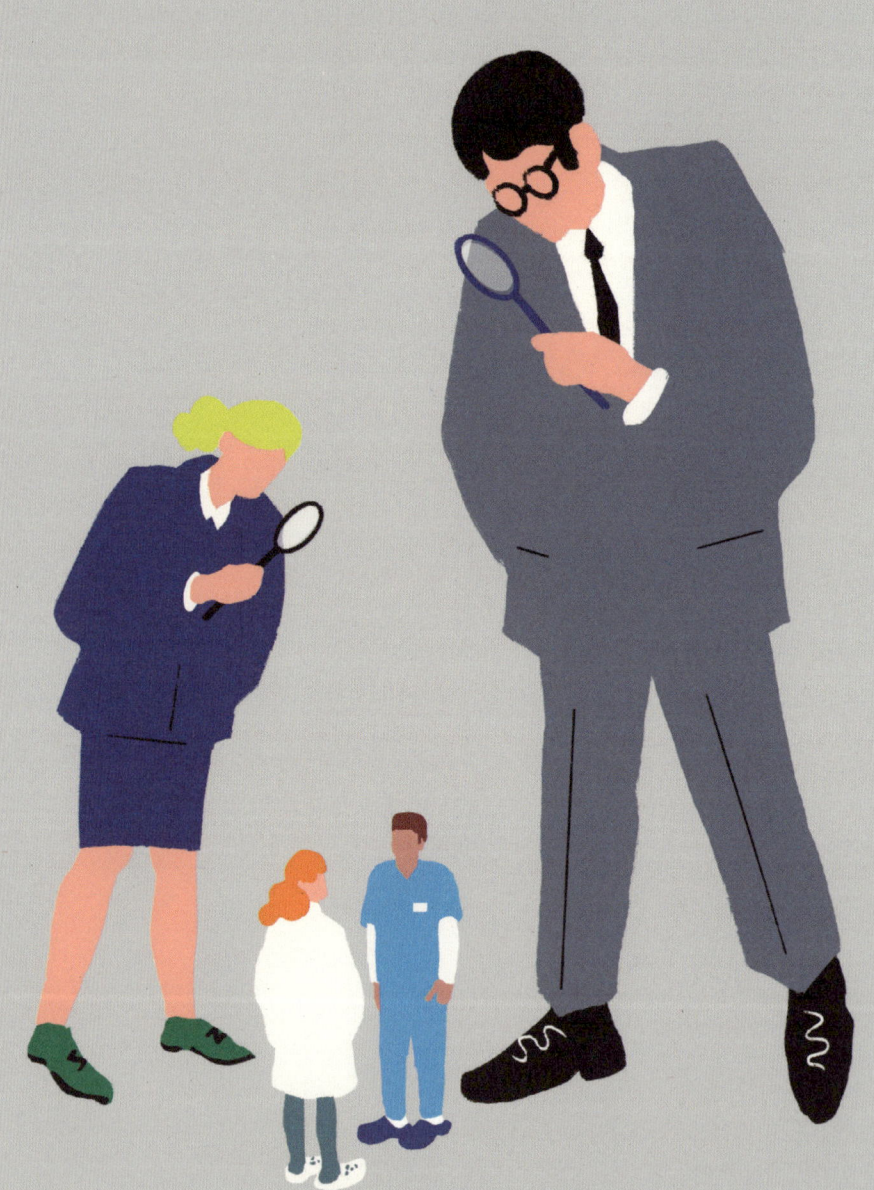

II. Die aktuelle *Prägung* unseres Gesundheits- systems

Nun, was und wer zählt eigentlich alles zum Gesundheitssystem? Zuvorderst natürlich alle Beschäftigten in Gesundheitseinrichtungen, niedergelassene Ärztinnen und Ärzte, die Beschäftigten in der medizinischen Forschung und Lehre, ebenso die Deutsche Krankenhausgesellschaft, die gesetzlichen und privaten Krankenkassen, (Berufs-) Verbände, Lobbyisten, das Bundesministerium und die Länderministerien, Gesundheitsämter, Kommunen, Einrichtungen, Behörden, Ausbildungseinrichtungen, die Pharmaindustrie, die Apotheken und nicht zuletzt natürlich wir alle – die Patienten. **Alle Beteiligten prägen das Gesundheitssystem.** Die Interaktion dieser unterschiedlichen Protagonisten, die natürlich teilweise sehr gegenläufige Interessen vertreten, macht das Gesundheitssystem zu einem äußerst komplexen sozialen System. Und in komplexen Systemen funktionieren lineare Veränderungslösungen nicht. An dieser Stelle möchten wir ein wenig ausführlicher werden.

Die Art und Weise, wie Menschen miteinander arbeiten und umgehen, wird gemeinhin als Kultur, als eine sichtbare Manifestierung der herrschenden Werte und Normen, beschrieben. Viele Berater behaupten, dass man abstrakt an einer solchen Kultur arbeiten könne – also über die Beschäftigung mit einem neuen Mindset und neuen Werten, die dann quasi automatisch in eine neue Kultur münden. Wir halten das für eine Fehlannahme und möchten uns daher dem Gesundheitssystem selbst über seine *Funktion* nähern – einem Gedanken, der von Niklas Luhmann entwickelt wurde.

Soziale Systeme grenzen sich gemäß ihrer spezifischen Funktion von ihrer Umwelt ab und funktionieren alle nach einem charakteristischen binären Code, im Rechtssystem zum Beispiel nach dem Code „Recht/Unrecht". Alle diese Codes fungieren also als binäre Leitdifferenz – sie haben einen positiven und einen negativen Wert, wobei der positive Wert die Anschlussfähigkeit des Systems in der Gesellschaft bildet. Das System eines Krankenhauses basiert auf der Leitdifferenz „krank/gesund". Denn die Funktion des Systems Krankenhaus ist „Krankheit behandeln", da ein gesunder Mensch nicht ins Krankenhaus gehen muss. Die funktionale und vordringliche Primäraufgabe eines Krankenhauses ist also die Behandlung von Krankheit, und diese Aufgabe muss es erfüllen, um sein Fortbestehen zu sichern.

Grundsätzlich verknüpfen die meisten Systeme ihr Handeln mit der positiven Seite der Unterscheidung, während der negative Wert als Reflexionswert zur (kritischen) Betrachtung der eigenen Handlungen genutzt werden kann. Der positive Wert stimmt in diesem Fall mit dem gesellschaftlich positiv bewerteten Wert überein – in den Rechtswissenschaften ist das Recht und nicht das Unrecht gesellschaftlich anschlussfähig. Die Medizin jedoch, insbesondere die im klinischen Bereich, knüpft an den gesellschaftlich negativ bewerteten Wert „krank" an. Krankheiten werden gesucht, während die

Gesundheit hier den Reflexionswert für das Nicht-Vorhandene und Noch-zu-Erreichende darstellt. Nicht verwunderlich also, dass sowohl Prävention als auch Nachsorge im klinischen Kontext ein Schattendasein fristen. Sie docken funktional nicht an der Primäraufgabe an.

Nun, warum sind der binäre Code und die Primäraufgabe so wichtig für unsere Gedanken zu New Work im Gesundheitswesen? Es geht um ein tieferes Verständnis für die Interaktion der Menschen innerhalb des Systems. Die hohe intrinsische Motivation, Menschen zu behandeln, zu pflegen und zu heilen erweist sich als deckungsgleich mit einem System, dessen funktionale Primäraufgabe es ist, Krankheit zu behandeln. Aufgrund der permanenten Veränderungen der Umwelt und des Marktes müssen sich Organisationen aber an die sich stetig verändernden Erfordernisse anpassen, um überlebensfähig zu bleiben.

Eine Veränderung wandelt aber auch die Primäraufgabe der Organisation.[39] Lautete die Primäraufgabe von Kliniken in der Vergangenheit „Krankheiten behandeln", so heißt sie inzwischen „Durch das Behandeln von Krankheiten gewinnbringend sein". Die Leitdifferenz lautet daher nicht mehr „krank/gesund", sondern „wirtschaftlich/nicht wirtschaftlich". Das mag sich jetzt hart anhören, aber wenn Dr. Umes Arunagirinathan in seinem Buch „Der verlorene Patient" über sogenannte blutige Entlassungen spricht, die aus betriebswirtschaftlicher Perspektive angeraten sind, aber dem Arzt oder der Ärztin zu schaffen machen, weil ihre Primäraufgabe das Behandeln und Heilen ist, dann wird hier primär nicht medizinisch entschieden, sondern wirtschaftlich – und das kollidiert mit der intrinsischen

Derzeit gelte: Je billiger die Pflege, desto höher der Gewinn.

Bernhard Albrecht[40]

Motivation vieler Beschäftigter in der Klinik. Die Primäraufgabe ist zu einer wirtschaftlichen Aufgabe geworden. Die Beteiligten stecken fest zwischen den ökonomischen Zwängen eines komplizierten Abrechnungssystems, das eine überbordende Bürokratie und Kontrolle nach sich zieht, und der eigentlichen Aufgabe, der Patientenbetreuung. Die ursprüngliche Deckungsgleichheit der Funktion des Systems und der intrinsischen Motivation ist mithin stark verringert.

Der Pflege geht es da im Übrigen nicht anders. Sie muss nicht nur viele der anstehenden Dokumentationspflichten übernehmen, sondern hat auch viel zu wenig Zeit, ihre Tätigkeit am Patienten vernünftig auszuüben. Nina Böhmer berichtet in ihrem Buch „Euren Applaus könnt ihr euch sonst wohin stecken" von einer Szene, die diese Misere treffend illustriert: Während ihrer Ausbildung beobachtete sie eine Kollegin dabei, wie sie die Salbe für eine wichtige Behandlung der Haut direkt mit ins Waschwasser gab. Ihre Kollegin war offensichtlich sogar stolz auf diesen „Trick", weil so die Arbeit des Eincremens entfiel und sie schneller fertig war mit den einzelnen Patienten.

Die Personalstärke in der Pflege ist zwischen 1991 und 2016 nahezu gleichgeblieben, während sich die Fallzahl je pflegender Person um 34 Prozent erhöht hat.[41]

Welchen Wert hat die Gesundheit von Menschen, die in einem Krankheitssystem arbeiten? Diese Frage sollte für uns alle zentral sein.

Der Großteil der Pflegekräfte versucht natürlich trotz der allzu begrenzten Zeit und der großen Verantwortung für zu viele Patienten, ihnen allen das medizinisch und psychologisch Notwendige zukommen zu lassen. Im Spannungsverhältnis zwischen zu wenig Zeit einerseits und zuwendungs- und pflegebedürftigen Patienten andererseits zahlt die Pflegekraft mit ihrer Gesundheit den Preis.

Wir haben kranke Menschen, die behandelt werden müssen, und wir haben Menschen, die innerhalb des Krankheitssystems Kranke behandeln – und durch ihre Arbeit dort selbst krank werden. So heißt es im Gesundheitsreport der TK von 2019: „Ja, es geht Deutschlands Kranken- und Altenpflegern gesundheitlich überdurchschnittlich schlecht. Sie sind öfter und länger krank als Menschen in anderen Berufen. Kranken- und Altenpfleger fallen durchschnittlich jährlich für rund 23 Tage krankheitsbedingt aus, das sind acht Tage mehr als in der Vergleichsgruppe aller Beschäftigten (15 Tage). Analog dazu erhalten sie durchschnittlich mehr Arzneimittel und davon auch größere Mengen."[42]

„Fünf vor zwölf" taugt nicht mehr. Es war schon viel zu oft fünf vor zwölf. Eigentlich ist es das ständig und jeden Tag.

41

2021 wurde von der TK erneut gemessen. Und das Ergebnis? Obwohl die Krankenquote über alle Beschäftigten hinweg in 2020 abnahm, stieg sie bei den Pflegekräften weiter an.

Die Prognosen sind düster, und für die meisten von uns ist es nachvollziehbar, wenn Pflegekräfte, Ärztinnen und Ärzte an vielen Stellen fassungslos vor der Tatsache stehen, dass man ihnen nicht zuhört, obwohl sie täglich ihr ganzes berufliches Engagement in den Dienst der Gemeinschaft und des Einzelnen stellen.

Auch Suchtprobleme, die im Zusammenhang mit den Arbeitsbedingungen stehen, werden in diesem Zusammenhang häufig unter dem Mantel des Schweigens gehalten. Der WIdO-Fehlzeitenreport der AOK hat bereits 2013 Suchterkrankungen als „unterschätztes Problem der Ärzteschaft" genannt.[43] Damals ging man davon aus, dass 12 Prozent der Ärzteschaft Arzneimittel wie Benzodiazepine missbrauchen würden und vier bis fünf Prozent alkoholabhängig und. Zu diesem Ergebnis kam eine anonyme Befragung unter 1.287 Ärzten, die Dr. Wolfgang Hagemann von der Röher-Parkklinik in Eschweiler im Jahr 2014 durchgeführt hat. Ähnliches gilt im Übrigen für das Pflegepersonal. In einer 2018 durchgeführten Umfrage unter AOK-Mitgliedern zu Berufsgruppen mit den meisten Fehltagen aufgrund von Burnout-Erkrankungen landeten unter den zehn am häufigsten genannten Berufen auf gleich fünf Plätzen Pflegeberufe. Nach einer Umfrage des Pflegewissenschaftlers Professor Jürgen Osterbrink beantworteten 60 Prozent der deutschen Pflege(fach)kräfte die Frage nach einem Suchtmittelproblem in der Pflege mit einem Ja.[44]

Und warum reagiert „das Gesundheitssystem" nicht auf die Faktenlage, die Mahnungen, Drohungen und immer düsterer werdenden Prognosen? Die Änderungen, die man während der Legislaturperiode von 2018 bis 2021 vornahm – wir haben es bereits erwähnt –, haben viele Probleme zwar aufgegriffen, aber nicht zu den unbedingt notwendigen Veränderungen geführt. **Weil es – würde man es richtig machen – dem jetzigen Gesundheitssystem an den Kragen gehen würde.** Und das haben die Profiteure des jetzigen Systems über gute Lobbyarbeit zu verhindern gewusst. Sie haben immer wieder die dringend benötigten großen Reformvorhaben in kleine Reförmchen umgewandelt, die genau das Maß an Änderungen erlaubt haben, das die Systemhierarchie nicht in Gefahr bringt. Auf Kosten unseres medizinischen Personals, der Patienten, der Steuerzahler, der …

Es geht also kein Weg daran vorbei: Wir müssen *das System an sich* und von Grund auf ändern. Die gute Nachricht: Wir können dafür auf viele, bereits entwickelte großartige Ansätze für eine Neugestaltung des Gesundheitswesens zurückgreifen. Ist alles schon da. Wir haben also weder ein Erkenntnis- noch ein Innovationsdefizit – wir haben nur ein Umsetzungsproblem.

1. Die *drei* Hierarchien

In der Organisationsberatung gilt die Devise „Keine Pille ohne Diagnose". Daher werfen wir einen tieferen Blick in den Mikrokosmos Krankenhaus. Denn jedes Unternehmen hat ein Ordnungssystem, und die meisten deutschen Unternehmen sind nach wie vor hierarchisch organisiert. In den Klinikorganisationen gibt es aus unserer Sicht allerdings nicht nur eine, sondern mindestens *drei* unterschiedliche Hierarchien, die dort handlungsleitend wirken.

✳ Die Hierarchie der *Profitorientierung* und Bürokratie

Die neue Leitdifferenz für viele Kliniken lautet, wie wir festgestellt haben, „wirtschaftlich/nicht wirtschaftlich". Sie bestimmt das Handeln aller Akteure direkt oder indirekt.

Das Abrechnungssystem DRG (oder wie von uns der Einfachheit halber „Fallpauschalen" genannt) wurde ab 2003 schrittweise eingeführt, weil so der befürchteten Kostenexplosion und dem möglichen Missbrauch in der Abrechnung entgegengewirkt werden sollte. Krankenhäuser bekommen für eine Patientin oder einen Patienten mit Diagnose X eine Pauschale von Y, unabhängig davon, wie lange sie oder er im Krankenhaus bleibt. Die oben bereits erwähnte „blutige Entlassung" hat also u. U. sogar einen betriebswirtschaftlichen Gewinn zur Folge; zumindest verhindert sie einen betriebswirtschaftlichen Verlust des Krankenhauses. Und verschiebt diesen damit auf die volkswirtschaftliche Ebene. Das Prinzip einer Siloorganisation führt also dazu, dass sich das eigene Silo auf Kosten der anderen Silos bereichert, weil die einzelnen Protagonisten nicht gesamtsystemisch denken (und individuell boniert werden).

Zusatzleistungen wiederum lassen sich abrechnen, wenn dafür die richtigen Codes gefunden werden, sodass Ärztinnen und Ärzte einen nicht unbeträchtlichen Anteil ihrer Zeit mit der Suche nach diesen Codes verbringen. Je mehr Codes und Begleiterkrankungen vorliegen, umso mehr Einnahmen hat das zur Folge. Und wenn die Krankenkasse dann später bei der Abrechnung kritisch nachfragt, wird ein Arzt damit beauftragt, das Ganze über die Aktenlage zu rechtfertigen. So in etwa beschreibt es Dr. Arunagirinathan in seinem Buch. „Im Wettbewerb untereinander nutzen Krankenhäuser bestehende Anreize für erlösorientiertes Abrechnen konsequent aus", schlussfolgert der Bundesrechnungshof.[45] Erlösorientiertes Abrechnen? Ein schöner Euphemismus für die Produktion medizinisch nicht notwendiger Kosten.

Treten wir einen Schritt zurück: Den Zugang zu medizinischer Versorgung für alle Bürger sicherzustellen, ist eine Aufgabe des Staates, die er über das Erlassen von Gesetzen und Verordnungen ausübt. Operativ wird die Regelversorgung über das Versicherungssystem hergestellt, welches über die Krankenkassen in Selbstverwaltung ausgestaltet wird. In einem krankheitsorientierten System steht die Kontrolle der Kosten, die für die Behandlung von Krankheiten ausgegeben wird, jedoch im Mittelpunkt – und das erzeugt jede Menge Bürokratie, Kontrolle und Misstrauen. Die Krankenhäuser versuchen finanziell herauszuholen, was geht, und die Krankenkassen versuchen eifrig, die „schwarzen Schafe" zu entdecken. Alle akkurat abrechnenden Krankenhäuser müssen das ausbaden, indem sie noch größeren bürokratischen Aufwand betreiben und Defizite einfahren müssen. Wer ehrlich handelt, steht schlechter da.

Und wo ist die Gesundheit geblieben? Nun, Gesundheit als Ergebnis von Behandlung ist in diesem Kontext weniger von Interesse. Die meisten Krankenhäuser kämpfen Jahr für Jahr schlicht um ihre wirtschaftliche Existenz und fokussieren dementsprechend, subventioniert durch Kommunen und Länder, auf die *Abrechnung* von Behandlungen – und nicht auf die Ergebnisse dieser Behandlungen. Und glaubt man dem Bundesrechnungshof, dann wird das Abrechnungssystem von einigen Krankenhäusern sehr „ausgedehnt", um die eigene Wirtschaftlichkeit noch ein wenig zu verbessern. Niklas Luhmann bezeichnete das als brauchbare Illegalität, die zugunsten der Organisation ausgeübt wird.

In deutschen Wirtschaftsunternehmen kennen wir die kritischen Folgen, die aus Fehlanreizen wie individuellen Boni und Zielvereinbarungen resultieren, schon länger: Um den eigenen Bonus zu erhalten, wird der Fokus auf diejenigen Ziele gelenkt, für die er ausgeschüttet wird – unabhängig davon, ob die Ziele für das Unternehmen strategisch oder wirtschaftlich sinnvoll sind oder nicht. Das Fallpauschalensystem zur Sicherung von Wirtschaftlichkeit führt nun – verknüpft mit der Vergütung von Krankenhäusern und darin den Boni für Manager und Managerinnen ähnlich – ebenfalls zu Fehlanreizen, die ein Grund dafür sind, warum wir immer mehr Geld für unser Gesundheitswesen aufbringen müssen, ohne dass sich die Ergebnisqualität auch nur ansatzweise in gesünderen Patienten niederschlüge.

Und mittendrin stehen die zunehmend ratlosen medizinischen Beschäftigten der Kliniken, die quasi zu unfreiwilligen Helfershelfern bei dem ganzen Vorgang geworden sind und durch ihr Verhalten zumindest mittelbar das kranke System stützen. Die Folge: Intrinsisch motivierte Ärztinnen und Ärzte sowie Pflegende, die heilen und pflegen wollen, werden immer häufiger dazu angehalten, abrechnungsrelevante Codes zu generieren, oft entgegen ihrem Ethos zu handeln ... und dann kommt auch noch der Medizinische Dienst der Krankenkasse und kontrolliert sie, weil sie ja vielleicht betrogen haben.

Ein Beispiel dafür, wie das Finanzierungssystem über die existierenden Fehlanreize eigentlich gute gesetzgeberische Lösungen ins Gegenteil verkehren kann, ist das PpUG. Dieses Gesetz soll der Förderung pflegerischer Tätigkeit „am Bett" dienen und absichern, dass der Schlüssel „Anzahl Pflegekraft/Anzahl zu betreuender Patienten" nicht mehr unter ein Mindestmaß sinkt – eigentlich also genau eine jener Maßnahmen zur Stärkung der Pflege, die es zu ihrer Entlastung brauchte (und, by the way, auch die Patientensicherheit erhöhte). In der Praxis führt das Gesetz allerdings dazu, dass Pflegende möglichst viele pflegenahe administrative Aufgaben „miterledigen" sollen, da diese Tätigkeiten sonst nicht gegenfinanziert sind. Das führt zu Überlastungssituationen, einem nicht randscharfen Kompetenzprofil und Frustration.

Als ich Medizin studieren durfte, war es eine Ehre, Arzt zu werden. Die weniger Begabten in den Jahrgängen haben alle BWL studiert. Wer hat heute in der Klinik das Sagen? Die BWLer!

Dr. Eckart von Hirschhausen

Und Ärzten wird der Lerneffekt abgesprochen, wirtschaftlich handeln zu können, weil sie es früher nicht getan haben. Fazit: Profitorientierung, Bürokratie und Kontrolle haben die Entscheidungshoheit und stehen im Kliniksystem in der Hierarchie ganz oben. Und damit stehen sie auch oberhalb der ärztlichen Entscheidungsmacht.

✳ Die Hierarchie der *Berufe*

Die zweite Hierarchie im Klinikumfeld ist die der Berufe. Die Leitdifferenz lautet hier: „Höhere Tätigkeit/niedere Tätigkeit".

Vielleicht waren Sie schon mehr als einmal als Patient im Krankenhaus, vielleicht sogar in verschiedenen Kliniken oder auf unterschiedlichen Stationen. Und möglicherweise ist Ihnen da aufgefallen, welch große Unterschiede es im Hinblick auf Teamarbeit zwischen Ärzteschaft und Pflegekräften sowie Gesundheitsfachberufen auf den Stationen oder auch zwischen den Kliniken gibt. Vom eingeschworenen Team (eher auf Intensivstationen oder in der Psychiatrie) über ein eher durchwachsenes Team-Klima bis hin zu einem stark hierarchischen Verhalten zwischen Ärzteschaft und Pflege (und weiteren Gesundheitsfachberufen) gibt es alles. Letztere noch sehr verbreitete Haltung ist nicht nur für Patienten nachteilig und unangenehm, sondern blockiert das Heben von Effizienzpotenzialen und verschärft – das ist empirisch validiert – den Fachkräftemangel in der Pflege.

Die Notwendigkeit multiprofessioneller Zusammenarbeit ist – ebenso wie das Thema Pflegenotstand – seit Jahrzehnten im fachlichen, wissenschaftlichen und politischen Diskurs präsent. Es gibt genügend Studien, die belegen, dass eine gute interprofessionelle Zusammenarbeit die Patienten-Outcomes und die Arbeitszufriedenheit messbar verbessert, und dass auch den jungen Medizinstudentinnen und -studenten Teamarbeit sehr wichtig ist. Der Wissenschaftsrat betont ebenfalls seit nahezu 20 Jahren die immer größere fachliche Bedeutung multiprofessionellen Zusammenwirkens.

Doch davon sind wir im Alltag noch ziemlich weit entfernt. In den vielen Kliniken und Stationen, in denen noch keine multiprofessionellen Teams auf Augenhöhe agieren, haben wir es mit einer harten professionsbezogenen Hierarchie zu tun, die sich in Aussagen ausdrückt wie „Das sind nur Nachttopfschieber …", „Die Pflege will ja gar nicht aufhören zu jammern …" oder „Die Pflege trägt die Multiprofessionalität wie eine Monstranz vor sich her …". Diese Äußerungen legen nahe, dass es in diesem Diskurs definitiv nicht nur um eine *Fachfrage* geht, sondern vielmehr um eine Auseinandersetzung, die auf emotionaler Ebene ausgetragen wird. Um es noch einmal in den Fokus zu rücken: Fachlich besteht keinerlei Zweifel an den evidenzbasierten Vorteilen der Multiprofessionalität für

- den Umgang mit Multimorbidität,
- die Patientensicherheit und -versorgung,
- Prozesseffizienz und Outcome,
- den Umgang mit Komplexität,
- Translation,
- Arbeitserleben und -zufriedenheit,
- reduziertes Stresserleben bzw. Resilienz,
- Bindung und Verweildauer von Mitarbeitenden.

49

Und trotzdem funktioniert es auf vielen Stationen nicht; dort wird immer noch von den sogenannten Nachttopfschiebern gesprochen – und zur selben Zeit verlässt eine immer größere Zahl von Pflegekräften die Kliniken – nicht zuletzt wegen mangelnder Wertschätzung und kaum möglicher Mitgestaltung. Wir haben es mit einer Entkopplung zwischen evidenzbasierter Fachkenntnis und machtorientiertem Verhalten zu tun, das durch die Lobbyarbeit der Ärzteschaft gestärkt wird, die deutlich besser vernetzt ist als die der Pflege. Die bisherige politische Verwehrung der Bildung einer Bundespflegeberufe-Kammer erscheint wie der Versuch, sich der weiteren Professionalisierung und beruflichen Emanzipierung der Pflegeberufe entgegenstellen zu wollen.

Verkammerte Berufe werden in der Öffentlichkeit und im politischen Raum verstärkt wahrgenommen. Dies erhöht die Wertschätzung des Berufs und macht pflegerische Expertise in der Politikberatung und Gesetzgebung verfügbar. Die Verkammerung dient der Stiftung einer beruflichen Identität des Pflegeberufs.

Deutscher Berufsverband für Pflegeberufe

Und auch im Thema Kammerbildung – also ob dies der richtige Weg ist – gibt es keine einheitliche Perspektive innerhalb der Pflege. Das erschwert grundlegende Reformen.

Wenn wir die Interaktion zwischen den ärztlichen und den pflegenden Berufen analysieren, überlagert eine auf verfestigten Denk- und Handlungsmustern basierende Emotionalität die Faktenlage. Exemplarisch stehen hierfür folgende Annahmen, die sich historisch zwischen den Professionen gebildet haben und die – zumindest auf unbewusster Ebene – eine *strukturierte* Implementierung von multiprofessioneller Teamarbeit verhindern:

- Die Ärzteschaft dominiert und verteidigt aus Sicht der Pflege ihre „Professionspfründe" über Lobbyarbeit.

- Die Pflege erlebt sich als dominiert und wenig wertgeschätzt und organisiert sich in Teilen unter Ausschluss der Ärzteschaft.

- Die strukturelle Abwertung der Pflege-Profession („Nachttopfschieber") ist immer noch vorhanden und führt zu dysfunktionalen Kooperationsmustern.

- Modellvorhaben zur Delegation und Substitution ärztlicher Leistungen werden als Kampffeld erlebt und bis zur nächsten Gesetzesvorlage verhindert.

- Feindbildführung und wechselseitige Abwertungen (gemeinsames Spotten über andere Professionen als Ingroup-Outgroup-Bindung im Pausenraum) werden nach wie vor betrieben.

- Lange wurde der Pflege ein eigenes Berufsbild und Kompetenzspektrum von Vorbehaltsaufgaben verwehrt, und das aktuell vorhandene bleibt unscharf.

Nicht unwahrscheinlich ist, dass die unterschiedliche Entstehungsgeschichte der beiden Disziplinen in diese Verhaltensmuster hineinwirkt: Pflege hatte historisch betrachtet lange eine Hilfs- und Unterstützungsfunktion für die Ärzteschaft. Die durch die Gesellschaft an sie herangetragenen Erwartungen – Barmherzigkeit, Aufopferung und „Sich in den Dienst des Patienten stellen" – unterscheiden sich deutlich von den Erwartungen an die Ärzteschaft. Hier geht es um Diagnosestellung, Führung und Entscheidung. Pflege konnte ihren großen Beitrag zur Heilung nicht systematisch transparent machen, sodass dieser nur bedingt wahrgenommen wird. In der Corona-Pandemie waren/sind die Pflegefachkräfte diejenigen, die den Löwenanteil stemmten bzw. stemmen. Medial präsent sind hingegen die Ärzte.

Diese zuvor erwähnten unterschiedlichen Erwartungsmuster an die beiden Berufsgruppen wirken sich auch im Alltag auf Patientenseite aus: Ärztinnen und Ärzte werden im

Klinikalltag beispielsweise messbar seltener Opfer von Angriffen sowie sexuellen Belästigungen als Pflegefachkräfte; zwei von drei Pflegekräften gaben an, in den vergangenen zwölf Monaten mindestens einmal nonverbale sexuelle Belästigung und Gewalt erfahren zu haben.[46]

DIE ZEIT titelte[47] in Bezug auf den Streik von verdi für strukturelle Veränderungen in der Pflege: „Schluss mit dem stillen Dulden. Mitten in der Corona-Krise streiken und demonstrieren Pflegekräfte. Kämpfen sie für Gerechtigkeit? Oder lassen sie ihre Patienten im Stich?" Die Reaktionen zweier männlicher Führungskräfte (beides Ärzte) waren exemplarisch: „Der Streik zeigt weder Weitsicht für die Pflege noch Nächstenliebe für Patienten", meinte der eine; der andere reagierte ebenfalls mit Abwehr: „Was immer wir hier investieren, muss irgendjemand bezahlen: die Person hinter der Ladenkasse mit ihren Krankenkassenbeiträgen oder mit ihren Steuern. Glauben Sie, die müssen nicht hart arbeiten?" Es ist fast schon faszinierend, welche Kraft und historische Dauer diese Klischees haben.

Denn die Wahrscheinlichkeit, dass die hart arbeitende Frau hinter der Ladenkasse aufgrund einer Überlastung einen Fehler macht, der ein Menschenleben kostet, ist relativ gering. Die Qualifizierung einer Verkäuferin mit der einer ausgebildeten Pflegefachkraft zu vergleichen, lässt einen hingegen tief durchatmen. Hier werden zur Abwehr berechtigter Ansprüche offensichtlich Äpfel mit Birnen und vielleicht sogar mit Tomaten verglichen. Es ist fraglich, ob dieses Argument auch vorgebracht würde, wenn eine Führungskraft im Klinikmanagement einen höheren Bonus verlangte. Und der Hinweis auf die Nächstenliebe spricht auf emotionaler Ebene die alte Erwartungshaltung an Pflege an: das schweigende Dulden auf Basis der altruistischen Haltung in der Pflege. Schaut man sich allerdings die immer häufigeren und immer kritischeren Veröffentlichungen in den Medien über die Zustände in diesem Bereich an, scheint es mit dem schweigsamen Dulden vorbei zu sein – etwas, das alle am Gesundheitssystem Beteiligten wahrnehmen und dem sie Taten folgen lassen sollten.

Die Hierarchie der Berufe ist freilich kein einseitiges Phänomen, sondern entspricht einem Interaktionsmuster zwischen den Professionen. Die Pflege agiert gegenüber der Ärzteschaft nicht selten aus einer Opfer-Logik heraus und weist dieser die „Täterrolle" als Unterdrücker zu. Aus transaktionsanalytischer Perspektive fehlt im Drama-Dreieck (Täter-Opfer-Retter) noch die dritte Rolle: die des Retters oder der Retterin. Pflege schwankt zwischen Opfer- und Retterrolle und ist oft ambivalent in deren Auflösung. Laut einer Studie von Kienbaum wurde abgefragt, inwieweit Beschäftigte eine offene, hierarchie- und fachabteilungsübergreifende Büronutzung befürworten: Machtinsignie Chefarzt- und Ärztebüros adé. Immerhin 43 Prozent der Ärztinnen und Ärzte würden das begrüßen, aber nur 21 Prozent der Pflegenden. Ganze 43 Prozent der Pflegenden konnten auf diese Frage gar keine Antwort geben.[48] Vielleicht zeigen sich hier die Auswirkungen jahrzehntelanger Fremdbestimmung in der Pflege – nämlich dass man hinterher in der eigenen Profession selbst nicht mehr einig ist, wie es denn sein soll.

Letztendlich haben wir es mit einer klassischen und heterogen ausgeprägten Emanzipationsbewegung zu tun – mit allen daraus resultierenden Unterdrückungsmechanismen. Die vielen Teams jedoch, die schon professionsegalitär arbeiten, beweisen Tag für Tag, dass das geht und dass die damit angestrebten Ziele erreicht werden können. Und genau diese Teams sollten in künftige New-Work-Prozesse gestaltend und unmittelbar eingebunden werden.

Darüber hinaus zeigt uns dieses Studienergebnis von Kienbaum als Beispiel auf, dass wir dringend differenzierter wahrnehmen und bewerten sollten. Ebenso wenig, wie es „die" Ärzte gibt, gibt es „die" Pflege oder „die" Pflegefachkraft. Diese unzulässigen Verkürzungen verschärfen die Polarisierung und erschweren die Bildung **einer gemeinsamen, starken Zielvision**, ohne die es nicht geht. Denn die Kraft für die Veränderung kommt nicht aus dem Streit über die Vergangenheit oder über das Jetzt. Sie kommt aus der Zukunft. **Daher brauchen wir ein starkes, gemeinsames Narrativ!**

Damit es nicht mehr dem Zufall überlassen bleibt, ob bereits multiprofessionell auf Augenhöhe gearbeitet und die Hierarchie der Berufe wirklich abgelegt wird, braucht es − neben dem attraktiven Zukunftsbild − eine systemische und strukturelle Stabilität für die Multiprofessionalität. Damit beschäftigen wir uns weiter unten, wenn es um unser New-Work-Modell geht.

✳ Die Führungshierarchie

Aber zuerst einmal wäre da noch die Dritte im Bunde: die Führungshierarchie. Die Leitdifferenz lautet diesmal: „Über/unter".

Die Hierarchie gilt als gängige Organisationsstruktur des Industriezeitalters und bot in stabilen, wenn auch komplizierten Umfeldern eine optimale Struktur für (Verwaltungs-)Effizienz und Skaleneffekte. Sie ist jedoch heute − unter volatilen Umfeldbedingungen − wenig geeignet, um Adaptivität, Interdisziplinarität, Transformation und Selbstverantwortung zu fördern, da sie verdichtend (nicht öffnend), verwaltungs- und prozessorientiert agiert. Unvorhergesehene Ereignisse und steigende Komplexität können aber nur dann bewältigt werden, wenn autonom agiert werden darf und die Teams nicht für jeden Schritt auf Anweisung „von oben" warten müssen.

Hierarchische Strukturen prägen darüber hinaus auch die soziale Interaktion, stärken ein hierarchisches Werte- und (Führungs-)Verhalten und formen damit eine Kultur der Über- und Unterordnung. Auch im Klinikumfeld sind Hierarchien noch die Regel und sozialisieren den Umgang von sogenannten Vorgesetzten mit ihren Untergebenen.

Im Rahmen der Beratung eines Klinikums zur Organisationsentwicklung gab es auf die Vorschläge zur Implementierung von Teamarbeit und Teamautonomie und systemisch verankerter Mitgestaltung folgende Rückmeldungen seitens des Vorstandes: „Und wenn dann der Notfall reinkommt, wird demokratisch ausdiskutiert, wie behandelt werden soll? Dann ist der Patient tot!" Ob das eine rhetorische, zynische oder ernst gemeinte Rückfrage sein sollte, lassen wir hier mal offen. Die Stärkung von Teamarbeit und Teamautonomie für den Alltag (selbstverständlich unter Aufrechterhaltung

Alte Führungs-konzepte ‚verschleißen' Bestandspersonal.

Christine Vogler, Präsidentin des Deutschen Pflegerats[49]

der notwendigen fachlichen Entscheidungshierarchie) wurde jedoch auch in der weiteren Diskussion undifferenziert einer befürchteten Anarchie gleichgesetzt. Das war eine erstaunliche Erfahrung, die sich auch mit anderen Führungskräften in diesem Beratungskontext wiederholte. Es handelte sich also nicht um einen Einzelfall, sondern um eine offensichtlich tiefe Besorgnis, dass mehr Autonomie und Selbstbestimmung ins Chaos führen würden.

Auch die Ergebnisse wissenschaftlicher Forschung scheinen in diesem Diskurs nur wenig Gewicht zu haben. Die (sozial-)psychologische Forschung beschäftigt sich bereits seit Jahrzehnten mit den kritischen Auswirkungen von transaktionaler Führung. Ebenso sind die positiven Auswirkungen von transformationaler Führung gut beforscht, und wir können auf valide Ergebnisse zurückgreifen. Sogar im klinischen Umfeld konnten relevante Führungsveränderungen nach Trainings in transformationaler Führung festgestellt werden.[50] Das findet dennoch wenig Anschluss in der (Hochschul-)Medizin – trotz Evidenzbasierung.

Fassen wir es kurz zusammen: Die drei Hierarchien – Profitorientierung und Bürokratie, Hierarchie der Berufe und tradiertes Führungsverhalten – prägen die Interaktionen der im Gesundheitswesen tätigen Menschen und erschweren eine gute patientenzentrierte Kooperation.

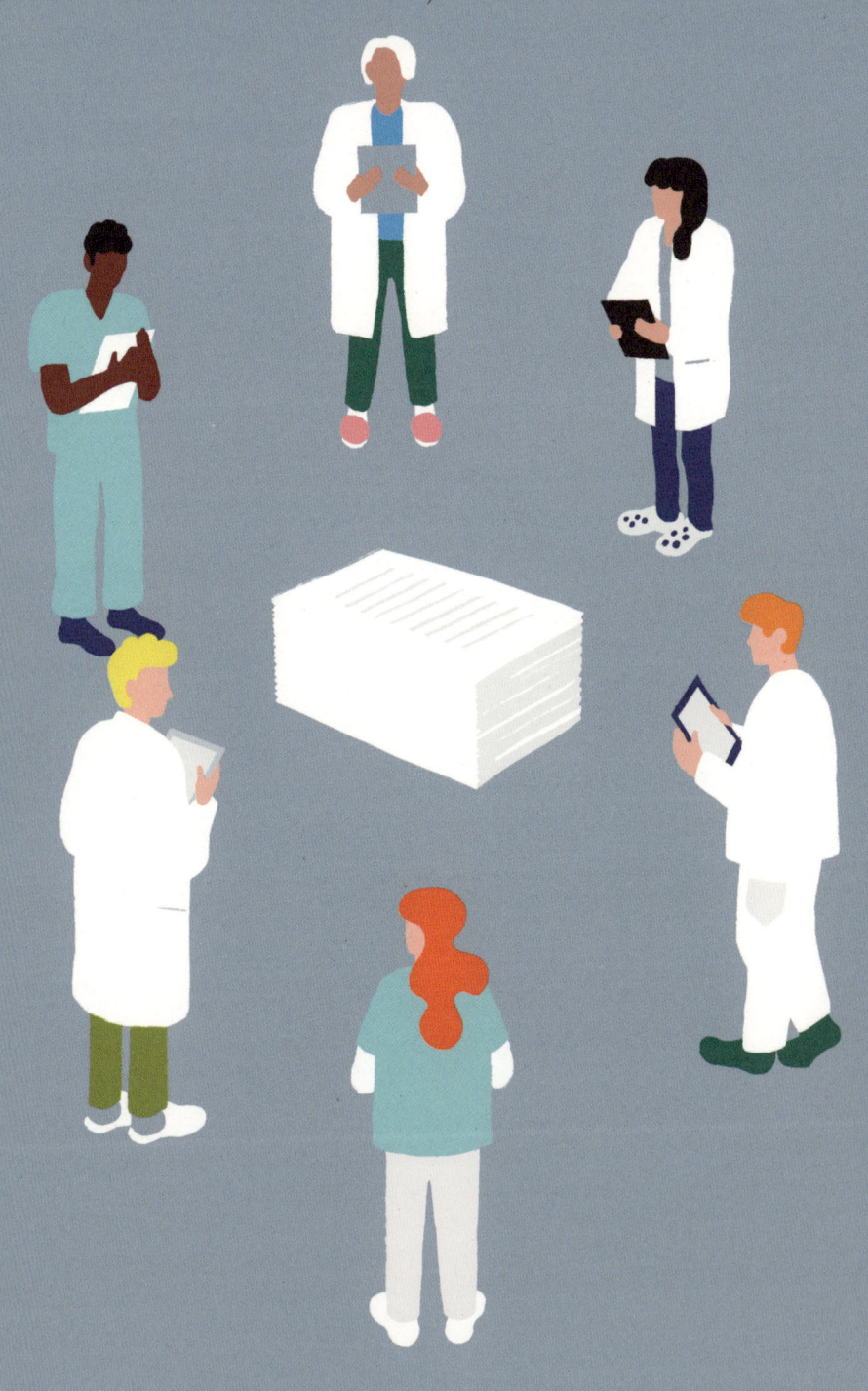

2. Wo bleibt *der Patient*?

Patienten sind in einem gewinn- und kostenorientierten Gesundheitssystem sowohl eine finanzielle Belastung für das Sozialversicherungssystem als auch Gewinnmaximierer für die profitorientierten (Privat-)Kliniken. „Es ist mittlerweile unbestritten, dass das fast ausschließlich auf Pauschalen basierende Finanzierungssystem zur Mengenausweitung anregt. Der Anreiz wird durch die zu geringe Investitionsfinanzierung der Länder verstärkt. Krankenhäuser müssen ihre Investitionsausgaben durch Einnahmen aus dem laufenden Betrieb decken", heißt es in einer Veröffentlichung der TK zur Bundestagswahl.[51] „Mengenausweitung" meint konkret, dass teure Behandlungen den günstigen vorgezogen werden, dass mehr operiert wird als nötig und dass die Frage, was aus rein medizinischer Sicht notwendig wäre und einer effizienten Behandlung entspräche, in den Hintergrund tritt.

Nomen est omen? Patient = patientia (lat.) = ertragen und erdulden

Kein Wunder also, dass immer mehr Private-Equity-Unternehmen in den Privat-Klinikmarkt einsteigen wollen. Oftmals übernehmen sie mit ihrem Kapital auch die benötigten Investitionen, die ansonsten Ländersache wären. Mittlerweile sind mit 586 Kliniken ein relevanter Anteil der deutschen Krankenhäuser in privater Hand.[52] Die Patienten, die ihre Behandlungsnotwendigkeit nicht einschätzen können, sind jedoch darauf angewiesen, dass auch tatsächlich nur medizinisch notwendige Eingriffe vorgenommen werden. Auch hier werden Ärztinnen und Ärzte erneut zu Handlangern der Profitorientierung gemacht und Patienten zu Kommerzobjekten.

Gleichzeitig wird eine Überbeanspruchung des Gesundheitssystems seitens der Patienten beklagt. Eine Untersuchung von Boston Consulting thematisiert die Überbeanspruchung und übersetzt sie in Zahlen. Und der Lösungsreflex? Mehr Wettbewerb, lautet es in der Studie.[53] Dabei ist gerade der **wirtschaftliche** Wettbewerb zwischen den Kliniken ein Teil des Problems.

Die Kunst in der Medizin besteht aber darin, so wenig zu tun wie möglich.

Dr. Eckart von Hirschhausen

Im Thema Ambulantisierung finden wir ein weiteres Beispiel dafür, dass das Patientenwohl nicht im Mittelpunkt steht: Ambulante Maßnahmen kosten die Kliniken Geld, weil ihre Bettenauslastung sinkt. Mit anderen Worten: Patienten und Patientinnen werden stationär behandelt – mit allen auch daraus resultierenden Risiken, beispielsweise der Infektion mit den gefürchteten Krankenhauskeimen –, obwohl ihr medizinischer Zustand eine ambulante Behandlung erlauben würde. Und es würde die Kassen entlasten.

Und auch die Versorgung der Kleinsten unserer Gesellschaft ist in Gefahr. In Kliniken schließen immer mehr Geburts- und Kinderstationen. Einfach, weil es sich nicht rechnet. Die öffentlichen Einrichtungen müssen diese zwar noch vorhalten, die Versorgungsstruktur ist durch diesen Trend dennoch ausgedünnt geworden. Eine 2019 durchgeführte Studie des Forschungszentrums Ceres der Universität Köln kommt zu dem Ergebnis, dass in Kinderkliniken ein akuter Versorgungsnotstand droht, der dem zunehmenden ökonomischen Druck durch das DRG-System geschuldet sei.[54]

Auch aus Patientenperspektive (groß und klein) lautet daher der alternativlose Schluss: Die Fehlanreize des Fallpauschalensystems müssen korrigiert werden.

Zum Abschluss noch zwei Sätze zur Kommunikation zwischen Ärzten und Patienten: Obwohl ausreichend viele Studien die Frage, ob Patientenorientierung und -zentrierung mit einer besseren Compliance, einer höheren Qualität und reduzierten Kosten des Behandlungsprozesses vereinbar seien, positiv beantworten,[55] ist der Alltag in der Patientenversorgung, nicht zuletzt wegen des Zeitdrucks, der fast überall herrscht, noch von alten, unidirektionalen Mustern geprägt. Man hat genau zwei Minuten Zeit zu erklären, wo es drückt – und schon folgen Diagnose und Rezept. Mit viel Glück wird einem vielleicht noch erklärt, worum es sich eigentlich handelt.

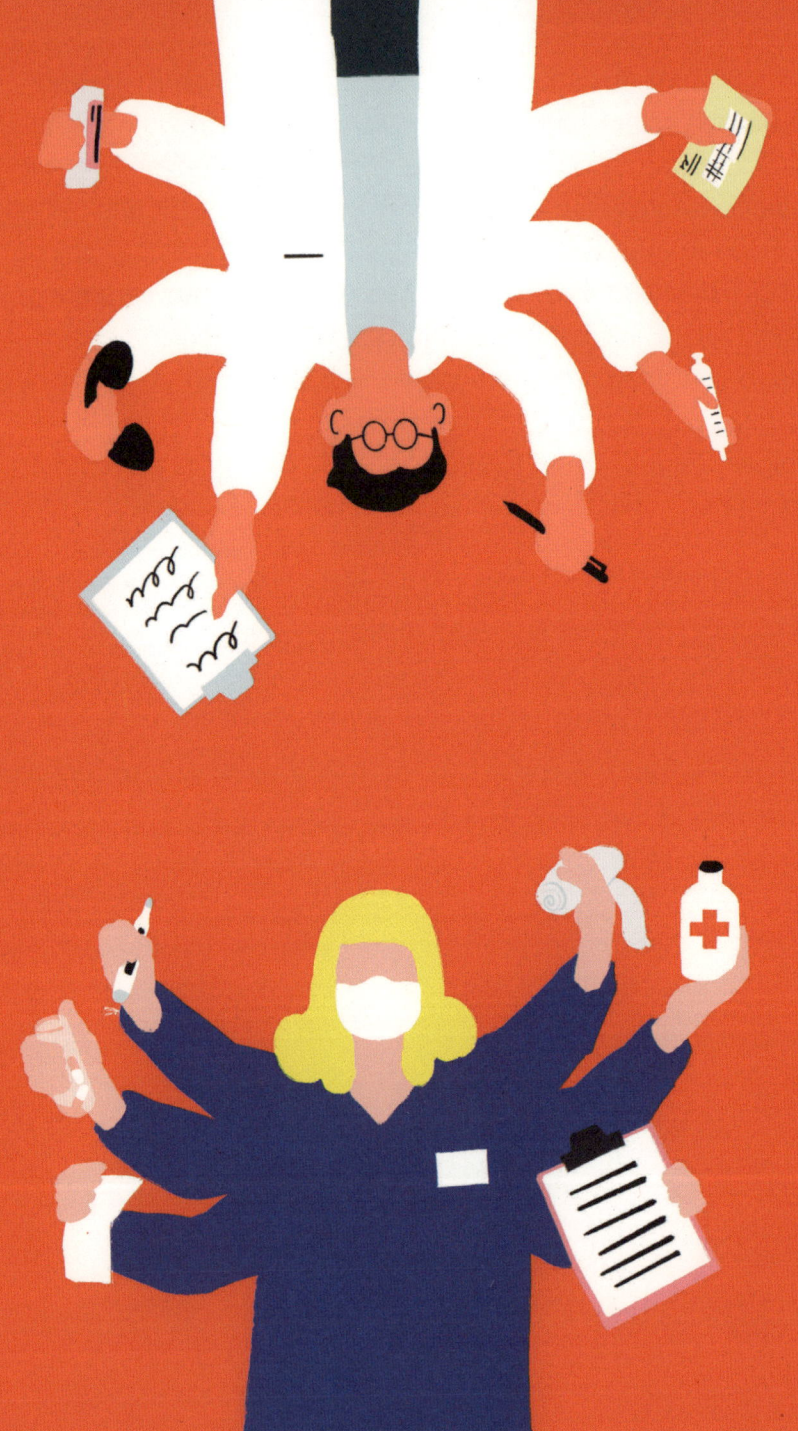

3. *Fragmentierung* und emotionale Erschöpfung

Die Arbeit in Krankenhäusern ist mit einer besonders hohen Anzahl von Arbeitsunterbrechungen verbunden. Die Tagebuchstudie der BAuA „Auswirkung von Arbeitsunterbrechungen und Multitasking auf Leistungsfähigkeit und Gesundheit bei Gesundheits- und Krankenpflegenden" weist einen negativen Zusammenhang nach zwischen den täglichen Multitasking-Anforderungen und der am Abend eines Arbeitstages eingeschätzten Qualität der Leistung eines solchen Tages durch die Betroffenen. Je mehr Multitasking-Anforderungen genannt wurden, als umso geringer wurde subjektiv die Qualität der eigenen Arbeitsleistung empfunden. Es konnte umgekehrt festgestellt werden, dass bei mehr Multitasking-Anforderungen häufiger vergessen wurde, geplante Aufgaben durchzuführen.

Einer der Gründe für die vielen Berufswechsel in der Pflege liegt in der emotionalen Erschöpfung. Diese ist *auch* Folge einer starken Fragmentierung des Alltags, da die Interaktions-, Emotions- und Gefühlsarbeit, ein integraler Bestandteil des Arbeitshandelns, sowie deren Regulation kaum Platz findet in einem stressigen Alltag, der durch zahllose Unterbrechungen gekennzeichnet ist.

Auch die Ausgabe von Medikamenten, eine höchst sicherheitsrelevante und absolut konzentrationsbedürftige Angelegenheit, wird durch Fragmentierung behindert. Es konnte ermittelt werden, dass klinische Medikationsfehler sowohl beim Pflege- als auch beim ärztlichen Personal als Folge von Unterbrechungen auftreten.[56] [57] [58] Zusätzlich korreliert die Unterbrechungsfrequenz positiv mit dem Schweregrad der Fehler. Auch in der Chirurgie und Anästhesie wurde eine erhöhte Fehlerrate unter Einfluss von Unterbrechungen ermittelt.[59] Überdies nehmen Pflegekräfte, Ärztinnen und Ärzte Unterbrechungen als bedeutsamen Einflussfaktor bezüglich der Arbeitsbelastung und Arbeitsbewältigung wahr.[60] Das Phänomen betrifft also nicht nur Pflegekräfte, sondern auch Ärztinnen und Ärzte gleichermaßen.

Studien auf Intensivstationen zeigen eine erschreckend hohe Fragmentierungsquote. In einem Schweizer Krankenhaus wurde in einer mehrtägigen Begleitung beobachtet, dass Ärztinnen und Ärzte in Notaufnahmen durchschnittlich alle vier Minuten durch einen Telefonanruf oder eine Rückfrage der Pflege in ihrer Tätigkeit unterbrochen werden. Drei Viertel dieser Anrufe beziehungsweise Nachfragen beziehen sich jedoch auf Probleme, die entfallen würden, wenn die Prozesse standardisiert wären.[61] Übrigens ist nicht die Dauer einer Arbeitsunterbrechung entscheidend. Bereits weniger als drei Sekunden reichen aus, damit sich die Fehlerquote verdoppelt.[62] Über Fragmentierung und Multitasking kommt es neben der zeitlichen Überbeanspruchung also auch zu einer emotionalen Erschöpfung und zum messbaren Nachlassen der eigenen Konzentrationsfähigkeit. Es entstehen, wie auch in den Studien ermittelt wurde, zwangsläufig Fehler.

Jedenfalls erhöhen Arbeitsunterbrechungen in relevantem Maße die Gefahr für Behandlungsfehler. Nach einer Metaanalyse in den USA, die im „Journal of Patient Safety" im September 2013 publiziert wurde, stellen Fehler in US-Krankenhäusern die dritthäufigste Todesursache dar. Das bedeutet

210.000 vermeidbare Todesfälle, also ungefähr fünf Mal so viele Tote wie im Straßenverkehr.

Auch in Deutschland, wo es keine Fehlermeldepflicht gibt, wurden 2019 allein im Bereich der Orthopädie und Unfallchirurgie rund 4.665 Fälle gemeldet, bei denen in knapp 30 Prozent der Fälle Fehler nachgewiesen werden konnten. Vor allem in der Pflege bestätigten sich rund 60 Prozent der gemeldeten Behandlungsfehler. Wobei die Definition von Behandlungsfehlern breit gefächert ist; sie reicht von falschen Laborwerten über Verwechslungen bis hin zur Amputation der falschen Gliedmaßen.[63]

Erschwerend kommt die Verpflichtung zum regelmäßigen Leisten von Überstunden hinzu – wir erinnern uns an die durchschnittliche Wochenarbeitszahl von Ärzten. Dies ist nicht nur eine Form der Verschwendung von Leistungsenergie, sondern zusätzlich hochgradig gefährlich, und zwar nicht nur für die Patienten. Denn die Gewährleistung einer hohen Sicherheit für diese ist wiederum untrennbar verbunden mit dem Erhalt der Leistungsfähigkeit und Gesundheit des ärztlichen und pflegenden Personals. Großes Engagement und hohe Motivation können einfach nicht den Umstand kompensieren, dass bestimmte Leistungsgrenzen permanent überschritten werden müssen. Die Konzentrationsfähigkeit leidet, die Achtsamkeit ist zunehmend eingeschränkt, die Fehleranfälligkeit erhöht sich. 0,9 Promille Alkohol im Blut und eine Schicht, die bereits 18 Stunden dauert, sind in ihren – möglicherweise fatalen – Auswirkungen durchaus vergleichbar.

Schauen wir uns kurz (und sehr komplexitätsreduziert) an, was im Gehirn passiert, wenn wir in unserer Tätigkeit häufig unterbrochen werden oder regelmäßig im Multitasking-Modus arbeiten.

Unser Gehirn kann nicht parallel zwei oder mehr **konzentrationsbedürftige** Aufgaben erledigen. Wir springen also nur zwischen den Aufgaben hin und her. Das tun wir manchmal so schnell, dass es uns so vorkommt, als würden wir die Dinge gleichzeitig tun. Das stimmt aber nicht. Gloria Mark fand in einer Studie heraus, dass wir nach Unterbrechungen teilweise schneller arbeiten, offensichtlich um den Zeitverlust zu kompensieren. Dieses schnellere Arbeiten geht allerdings mit einem höheren Stresslevel einher, den man messen kann. Es ist wie die Wahl zwischen Pest und Cholera: Entweder verlieren wir Zeit durch die Unterbrechung – oder wir haben deutlich mehr Stress durch den Versuch ihrer Kompensation.[64]

Was noch viel relevanter ist: Notorisches Multitasking und Arbeitsunterbrechungen stressen auch die von unserer Fokussierungsfähigkeit unbedingt abhängigen kognitiven Funktionen. Darunter fallen unter anderem:

- das Erkennen von Problemen,

- die Einleitung von passenden Maßnahmen,

- die Fähigkeit zu priorisieren,

- unsere Empathie,

- die eigene Impulskontrolle.

Insbesondere die Kompetenz zu priorisieren ist im klinischen Alltag, der von Informationsüberflutung sowie Aufgaben- und Anfragenvielfalt geprägt ist, eine der wichtigsten Eigenschaften überhaupt. Das kennen wir auch von Wirtschaftsunternehmen, denn auch diese gleichen mittlerweile eher modernen Hamsterrädern. Die durchschnittliche Aufmerksamkeitsspanne beträgt dort 3,5 Minuten. Und auch wenn im klinischen

Umfeld ein gewisses Maß an Unterbrechungen nicht vermeidbar ist, so ist es doch gerade hier, wo es um Leben und Gesundheit geht, absolut unerlässlich, die vermeidbaren Störungen konsequent aus dem Alltag herauszufiltern.

Sonst geraten Pflegende, Ärztinnen und Ärzte in einen Teufelskreis aus Stress und Leistungsabfall, bei dem immer mehr parallel erledigt wird, um möglichst viel zu schaffen – und tatsächlich immer weniger geschafft wird, weil die Erledigung der unterbrochenen Tätigkeit mehr Zeit erfordert, da man sich ja erst wieder fokussieren muss. Schon ab 20 Minuten in diesem Teufelskreis fragmentierter Arbeit steigen unser Stresslevel, unsere Frustration, unser Druck und unser noch verbleibendes Arbeitspensum nachweislich an.[65] Bei Notaufnahmeärztinnen und -ärzten bewirken Unterbrechungen einen Mehraufwand von mehr als 12 Prozent der Arbeitszeit.[66] Das zieht nicht nur Überstunden nach sich, sondern auch beträchtliche Kosten. 20 Prozent der primären Tätigkeiten wiederum werden von Pflegekräften, Ärztinnen und Ärzten nach einer Unterbrechung nicht fortgeführt, oder es kommt dazu, dass Informationen erneut aufgenommen werden müssen, da sie nicht mehr präsent sind. Wird Ihnen beim Lesen vielleicht auch schon etwas schwindelig?

Aber wenn der Patient klingelt, weil er Hilfe braucht, dann muss ihm doch geholfen werden? Selbstverständlich! Allerdings steht der Patient auf der Liste der täglichen Fragmentierer weit hinten, nämlich erst auf Platz 12! Eine der häufigsten Ursachen von Unterbrechungen sind laut der BAuA hingegen die Kollegen. Es wurde ermittelt, dass eine höhere Anzahl (als üblich) von Unterbrechungen

Arbeitsunterbrechungen und Multitasking-Situationen gehören damit zu bedeutenden Stressoren der Arbeit im klinischen Alltag.[67]

durch Ärzte, Ärztinnen und Pflegekräfte eine erhöhte Wahrnehmung des Zeitdrucks, der geistigen Anstrengung und der Frustration zur Folge hat.

Dabei führen Multitasking-Situationen zu hohen Anforderungen an Aufmerksamkeits- und Konzentrationsprozesse, und Unterbrechungen stören den Arbeitsfluss und erfordern zusätzlichen Aufwand, um das Aufgabenziel in der beabsichtigten Zeit doch noch zu erreichen.[68] Diese Belastung kann sowohl Leistungseinbußen als auch ein erhöhtes Beanspruchungserleben erklären. Die BAuA-Studie identifizierte Unterbrechungen und Multitasking-Anforderungen als eine tägliche Belastungsquelle und bedeutenden Stressor mit einem deutlichen negativen Effekt auf Befinden und Leistung. Und das bedeutet, dass die Defragmentierung des Arbeitsalltags eine bedeutende Chance darstellt, um das tägliche Arbeitserleben des Gesundheitspersonals im klinischen Umfeld stressreduzierter zu gestalten.

69

Artikel 5 III GG

Kunst und
Wissenschaft,
Forschung und
Lehre sind frei.

SOME ARE
MORE EQUAL!

4. *(Un-)Freiheit* in Forschung und Lehre

„Wir sind ja hier Grundrechtsträger", lautete der erste Satz eines Professors im Rahmen eines Organisationsentwicklungsprojektes an einem Universitätsklinikum zur Weiterentwicklung von Führungskompetenzen und interdisziplinärer Kooperation. Für Nicht-Wissenschaftler zunächst einmal eine überraschende Aussage, denn schließlich sind alle deutschen Bürgerinnen und Bürger Grundrechtsträger. Es entstand der deutliche Eindruck, dass die für diesen Prozess geplante kritische Auseinandersetzung über das „feudalistische System der Hochschulmedizin", wie es ein jüngerer im Workshop anwesender Nachwuchswissenschaftler ausdrückte, direkt im Keim erstickt, zumindest aber deutlich entschärft werden sollte – und zwar mit eben jenem dezenten Hinweis auf die Grundrechtsträgerschaft. Das war umso erstaunlicher, als dass sich die Strategie dieses Universitätsklinikums die Entwicklung von transformaler Führung und einer offenen Wissenschaftskultur zur Nachwuchsförderung als Ziel gesetzt hatte.

Bringen wir Ordnung in die Angelegenheit: Der Hinweis dieses Professors auf die Grundrechtsträgerschaft, bevor überhaupt ein Wort über den anstehenden Organisationsentwicklungsprozess gesprochen worden war, verdeutlicht das Selbstverständnis in Forschung und Lehre. Art. 5 III GG lautet: „Kunst und Wissenschaft, Forschung und Lehre sind frei. (...)" Diese verfassungsrechtlich verbriefte Freiheit bezüglich der Selbstkontrolle ist heutzutage (wieder) wichtiger denn je, da wir vor großen Herausforderungen stehen. Pandemien, Klimawandel, steigende Multimorbidität, demografische Entwicklung und gesellschaftliche Erosionen etc. Diese Herausforderungen werden wir ohne wissenschaftliche Forschung nicht bewältigen können. Wir müssen daher die Wissenschaft, die Menschen, die dort arbeiten – und nicht zuletzt unser gesellschaftliches Vertrauen in sie deutlich stärken.

Erinnern wir uns kurz an die jüngsten (eher verzweifelten) Versuche der Politik, Einfluss auf die Wissenschaft zu nehmen, wenn es um ihre Aussagen zur Corona-Krise ging. Zu Recht wehrten sich Hunderte von Wissenschaftlerinnen und Wissenschaftlern in einem offenen Brief dagegen. Aber auch Interessenvertreter aus dem Bereich der Wirtschaft versuchen regelmäßig, die wissenschaftliche Forschung in ihrem Sinne zu lenken. Und es ist in diesen Fällen gar nicht so leicht, zu widerstehen, wenn – wie in der Universitätsmedizin – die eigene Finanzierung Jahr für Jahr hart erkämpft werden muss. Eine offene Flanke, die künftig zur Stärkung der Wissenschaft geschlossen werden muss. Dazu aber später mehr.

Die Hochschulmedizin bildet Jahr für Jahr über 10.000 angehende Mediziner und Medizinerinnen aus. Sie prägt mit dieser Ausbildung auch die künftige Kultur der Medizin. Und die wiederum hat nicht nur gesundheitspolitische Relevanz, sondern auch arbeitskulturelle. Daher ist die Grundrechtsträgerschaft eindeutig getrennt zu betrachten von der Gestaltung von Arbeitsplätzen *innerhalb* von Forschung und Lehre. Denn diese verfassungsrechtliche Freiheit umfasst nicht die Freiheit zum Machtmissbrauch, wie er auch für die Forschung und Lehre in Deutschland und vielen anderen Ländern diskutiert wird.[69] Aufgrund der seit 2017 durch mehrere Fälle von Machtmissbrauch gegenüber Nachwuchswissenschaftlerinnen und

-wissenschaftlern ausgelöste Debatte sah sich die Deutsche Forschungsgemeinschaft (DFG) bemüßigt, sich über ihren 2019 verabschiedeten neuen Kodex zur Sicherung der guten wissenschaftlichen Praxis deutlich zu positionieren.

Mit mehr als 160.000 ärztlichen und nichtärztlichen Mitarbeiterinnen und Mitarbeitern zählt allein die Universitätsmedizin zu den 100 größten Arbeitgebern im Gesundheitsbereich in Deutschland.[70] Als Arbeitgeberin hat die deutsche Hochschulmedizin dieselben Fürsorgepflichten wie privatwirtschaftliche Arbeitgeber. Auch hier spielt also die stabile Finanzierung eine große Rolle, da eine Instabilität der Finanzierung in der Hochschulmedizin an vielen Stellen zu prekären Beschäftigungsverhältnissen führt. Und dies ist weder ein zielführender noch ein würdiger Umgang mit Nachwuchswissenschaftlerinnen und -wissenschaftlern, der sich in der Zeit von der letzten Erhebung 2017 bis zur jüngsten aus 2021 kaum gebessert hat: Neun von zehn Nachwuchswissenschaftlern und -wissenschaftlerinnen sind nur befristet beschäftigt.[71] Und damit sind wir weit entfernt von New Work. Hinterfragungswürdig – nicht nur aus psychologischer Sicht – ist die immer noch weit verbreitete Haltung, dass die Befristungen ein gutes Mittel seien, um den wissenschaftlichen Nachwuchs „forschungsfreudig" zu halten. Im Umkehrschluss bedeutet das ganz ungeschminkt: Wenn die Angst aus dem System genommen und den jungen Menschen (und ihren Familien!) eine sichere Perspektive geboten wird, werden sie faul. Das ist ein ziemlich mechanistisches und tayloristisches Menschenbild, das nicht mehr zeitgemäß ist. Angst ist zwar ein Motor, aber mit Sicherheit nicht für Bestleistungen. Und ganz ehrlich: Wollen wir wirklich so mit dem wissenschaftlichen Nachwuchs in unserem Land umgehen? Da liegt das Auswandern nahe. Und das tun nach wie vor viele sehr talentierte Wissenschaftler und

Wissenschaftlerinnen; das ist unter dem Stichwort *brain drain* bereits lange bekannt und wird immer wieder diskutiert. Eine Befragung des Stifterverbandes wies daraufhin, dass die Entscheidung zugunsten der Berufstätigkeit im Ausland überdurchschnittlich häufig für die USA falle, eine fachdisziplinäre Zugehörigkeit hingegen diese Wahl kaum prägen würde. 9.000 Wissenschaftler und Wissenschaftlerinnen verlor Deutschland im Saldo in den Jahren 1996–2020.

Es ist nicht das akademische Mittelmaß, sondern in der Tat die Leistungsspitze, die Deutschland oft dauerhaft verlässt oder ihre produktivsten Forschungsjahre im Ausland verbringt.[72]

Die Befragung ergibt ebenfalls, dass die Arbeitsbedingungen an deutschen Universitäten eine große Rolle spielen. Auch ausländische Wissenschaftler, die in Deutschland forschen, kritisieren das starre universitäre System und die geringen Aufstiegschancen sowie die wenig attraktive Modalität der Zusammenarbeit in deutschen Einrichtungen. **Besonders häufig wird das Fehlen kooperativer Entscheidungsstrukturen sowie eine mangelnde interdisziplinäre Zusammenarbeit kritisiert.**

Das bringt uns automatisch zum nächsten Prunkt: Die Medizin ist bis heute hierarchisch geprägt. An der Spitze: der Herr Professor und Lehrstuhlinhaber, nicht selten parallel dazu auch der Klinikdirektor, umgeben von einer Schar von Privatdozenten und „außerplanmäßigen Professoren", die zugleich seine Oberärzte sind, dazu Doktoranden, Habilitanden, Postdocs und Assistenzärzte.[73] Die vielfach zitierte Grundrechtsträgerschaft der Freiheit in Forschung und Lehre endet jedoch oft schon unmittelbar unterhalb der Professorenebene, denn die „Untergebenen" sind vom Wohlwollen des Lehrstuhlinhabers maximal abhängig, und Wissenschaftsfreiheit und Selbstkontrolle werden weder strukturell noch systemisch in Führung übersetzt. Some are more equal than others?

Der soziokulturelle Wandel hat mittlerweile jedoch auch die klassischen Berufsbilder erfasst, sodass bereits bei Studierenden die Erwartungen an Kommunikation und Partizipation ebenso steigen wie die an zukünftige Teamarbeit. Die Mehrheit der vom Hartmannbund befragten Assistenzärztinnen und -ärzte möchte sich aktiv ins Klinikgeschehen einbringen und den Arbeitsalltag mitgestalten. „Nur 5 Prozent der jungen Ärztinnen und Ärzte haben nach eigenen Angaben allerdings die Gelegenheit dazu. Die Hälfte sagt aus, dass ihre Ideen ‚gelegentlich' Berücksichtigung finden, rund ein Drittel berichtet davon, sich gar nicht einbringen zu können."[74] Noch deutlicher sind die Ergebnisse einer 2019 vom Berufsverband der Deutschen Chirurgen veröffentlichten Umfrage. 52 Prozent der jüngeren Befragten gaben an, dass in der Klinik ein autoritärer Umgangston herrscht.[75]

Zumindest kulturell dominiert also offensichtlich noch das eigentlich abgeschaffte Ordinariensystem in der Hochschulmedizin. Das erklärt, warum bundesweit nur 10 Prozent der Führungspositionen in der Universitätsmedizin von Frauen besetzt sind,[76] obwohl damals der Anteil weiblicher Absolventinnen bereits bei 65 Prozent lag. Besonders drastisch wirkt sich die aus dem hierarchischen System resultierende Abhängigkeit in der Weiterbildung aus. Dr. med. Umes Arunagirinathan beschreibt diese als ein Abhängigkeitsverhältnis, in dem der Assistenzarzt gezwungen ist, auch Dinge zu tun, die gegen die Vorschriften verstoßen, damit er seine Prüfungszulassung nicht in den Wind schreiben muss.[77] „Jeder Chef darf so weitermachen, wie er es schon immer gemacht hat. Es gleicht einem feudalen System."[78]

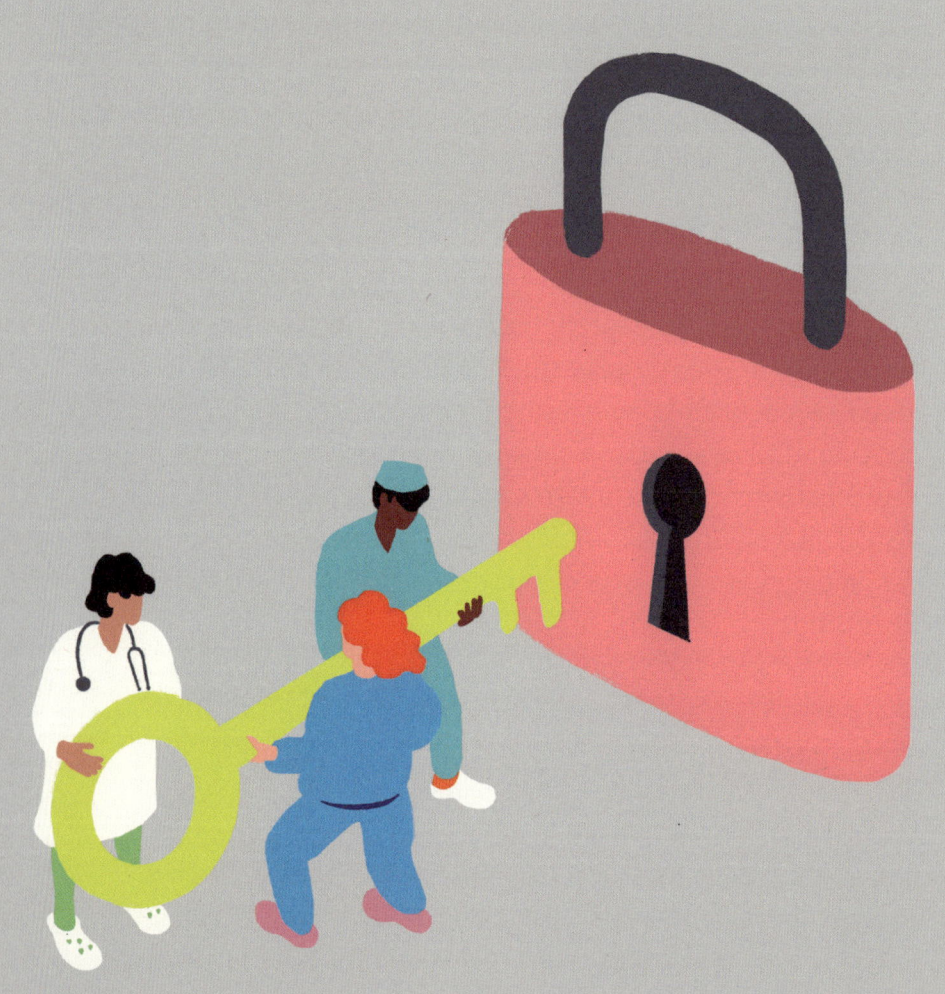

5. *Ist das System* veränderungs-resistent?

Unsere Antwort auf diese Frage lautet: Nein! Zum Abschluss des ersten Teils dieses Buches – einer Art problemorientierter Bestandsaufnahme – stellt sich daher die Frage, warum sich bisher so wenig verändert hat – trotz all der z. T. schon vor Jahrzehnten gewonnenen Erkenntnisse. Ist die fehlende Utopie der Grund, warum die Dringlichkeit, eine relevante Veränderung des Gesundheitssystems zu erzeugen, nicht reicht? Denn an Dringlichkeit und düsteren Prognosen hat es nicht gemangelt und mangelt es auch aktuell nicht. Man sitzt nur sprachlos über seiner Lektüre mit all den zahllosen Veröffentlichungen von Fachexpertinnen und Fachexperten, die seit über 20 Jahren konkrete Vorschläge zur Weiterentwicklung des Gesundheitssystems machen und deren Dringlichkeit belegen.

Das Beispiel des Fachkräftemangels in der Pflege verdeutlicht es: Die Anstrengungen der vergangenen Jahre haben durchaus zu einer Erhöhung der Anzahl Pflegender geführt. Bezogen auf die drei Leistungsbereiche Altenpflege, stationäre Pflege und Krankenhaus wird allerdings eine Lücke von insgesamt 500.000 Pflege(fach)kräften bis 2030 prognostiziert, was die Wettbewerbssituation für die Arbeitgeber weiter verschärft. Und bei diesen Berechnungen sind die ganzen Privatinitiativen wie Alters-WGs und die ambulante Pflege noch gar nicht erfasst. Ähnliche Zahlenwerke könnten wir für die Problematik der prognostizierten Lücken in der hausärztlichen Ver-

Es besteht kein Erkenntnisdefizit, dass gehandelt werden muss, um die drohenden Entwicklungen abzuwenden. Vielmehr hakt es auf der Umsetzungsseite, und das hat unterschiedliche Gründe.

sorgung und der Hebammen aufzeigen, die bereits seit vielen Jahren diskutiert wird. Und das Thema Kostenexplosion möchten wir jetzt gar nicht erst ansprechen.

Fangen wir ganz oben an: Die Landschaft der Akteure im Gesundheitswesen ist so heterogen und die jeweiligen Interessen sind so unterschiedlich, dass Reformvorhaben eher Grabenkämpfen gleichen als dass Kooperationen entwickelt würden. Die Robert Bosch Stiftung benennt folgende Reformhindernisse:[79]

- Partikularinteressen und Netzwerke,

- Polarisierung des Parteiensystems,

78

- Blockadepotenzial des Föderalismus,

- Verhandlungszwänge durch Korporatismus und Selbstverwaltung.

Hinzufügen ließe sich noch die Angst von Politikern, nach unpopulären Entscheidungen im Rahmen der großen Reform nicht wiedergewählt zu werden. In den Niederlanden und in Dänemark haben sich die Politiker in Bürgerdialogen intensiv mit allen Betroffenen über die Reformen auseinandergesetzt und darüber eine Bürgerbeteiligung zu deren Sorgenpunkten ermöglicht. In den repräsentativ durchgeführten Bürgerdialogen der Robert Bosch Stiftung (Näheres dazu folgt weiter unten) zeichnete sich ein großer Konsens für eine große Reform ab, auch wenn diese in den Einzelheiten noch kritischen Erklärungsbedarf aufweist. Ein „Weiter so" ist jedenfalls seitens der Bürgerinnen und Bürger nicht erwünscht.

Eine echte Reform des Gesundheitswesens, der große Wurf, wie ihn sich viele herbeisehnen, ächzt jedoch unter der Hypothek, all diese Protagonisten trotz ihrer unterschiedlichen Interessen hinter dem großen Ziel vereinen zu müssen.

Doch das wäre der relevante Unterschied zu bisherigen Reformvorhaben, der einen Unterschied macht: nicht der kleinste gemeinsame Nenner, sondern der größtmögliche Wurf! Nur das gemeinsame höhere Ziel und ein kulturell und methodisch sauber aufgesetzter Kooperationsprozess können die Vergangenheit und die Reformierbarkeit unseres komplizierten Systems miteinander versöhnen. Und aus Sicht der Organisationsentwicklung denken wir hier natürlich an ein modernes partizipatives Prozessdesign und eindeutig nicht an große Räume mit Hühnerstallsitzordnung und frontaler Überzeugungsbeschallung, während alle auf ihre Handys schauen. Auf der inhaltlichen Ebene verkennen viele (politische) Konzepte und Gesetzesvorhaben die praktischen Umsetzungshindernisse, die es den Einrichtungen und Krankenhäusern im Nachgang schwer machen, die neuen Initiativen zu realisieren. Daher brauchen wir eine konsequente Einbindung von Teams, die auf den Stationen arbeiten, und nicht nur solchen, die aus Mitgliedern von Verbänden und den oberen Hierarchieebenen bestehen.

Zoomen wir noch ein Stück näher heran auf die Mikroebene: die Psychodynamik innerhalb von Organisationen. Viele Kliniken und auch die Politik scheuen eine Einbindung der Bürger und der Praktiker, die Tag für Tag auf Station arbeiten. Und machen wir uns nichts vor: Einbindung ist anstrengender als etwas vorzugeben. Das war beim umfassenden Beteiligungsprozess der Waldkliniken Eisenberg (WKE) zu sehen. Trotz der Offenheit des Managements tauchten immer wieder auch unangenehme Gefühle der Hilf- und Hoffnungslosigkeit in Teilen der Führungsmannschaft und Belegschaft auf. Psychodynamisch betrachtet gab es also auch unter den Bedingungen einer aufgeschlossenen und partizipationsbereiten Führung bei den Mitarbeitenden auf Gruppenebene eine Kampf-Flucht-Grundannahme. Das führte zu Frustration auf beiden Seiten und wurde – trotz des großen Erfolgs des gesamten Projektes – zeitweilig als sehr erschöpfend erlebt. Mitgestaltung und Demokratisierung funktionieren nicht auf Knopfdruck. Sie sind harte Arbeit. Aber das Ergebnis spricht für sich.

Ziehen wir ein Zwischenfazit: Viele Menschen halten das Gesundheitswesen für veränderungsresistent, und das ist eines der größten Hindernisse auf dem Weg zu seiner Veränderung. Denn wenn wir alle nicht daran glauben, dass sich etwas verändern kann, legen wir den Status quo als unveränderlich fest – und dann bleiben uns nur noch Schuldzuweisungen und wechselseitige Abwertung. Und da gibt es viele Möglichkeiten: Schuldzuweisung an die (unfähige) Politik, an die Ärzteschaft und ihre statussichernde Lobbypolitik, an die Pflegekräfte, die immer nur jammern, an die Patienten, die wegen jeder Kleinigkeit zum Arzt laufen ... und so weiter. Doch mit jeder Abwertung eines der anderen Beteiligten zementieren wir die vermeintliche Unveränderbarkeit des Systems noch ein wenig mehr. Und eine solche Entwicklung macht uns Menschen letztendlich handlungsunfähig – denn wenn sich sowieso nichts ändert, egal wie sehr wir uns anstrengen, dann fragen wir uns doch irgendwann, warum wir uns noch Mühe geben sollen.

Daher braucht es neben einer echten Vision auch eine radikale Ressourcen- und Kompetenzorientierung auf das, *was veränderbar ist*, und das ist – wie Sie sehen werden – deutlich mehr, als Sie vielleicht glauben.

81

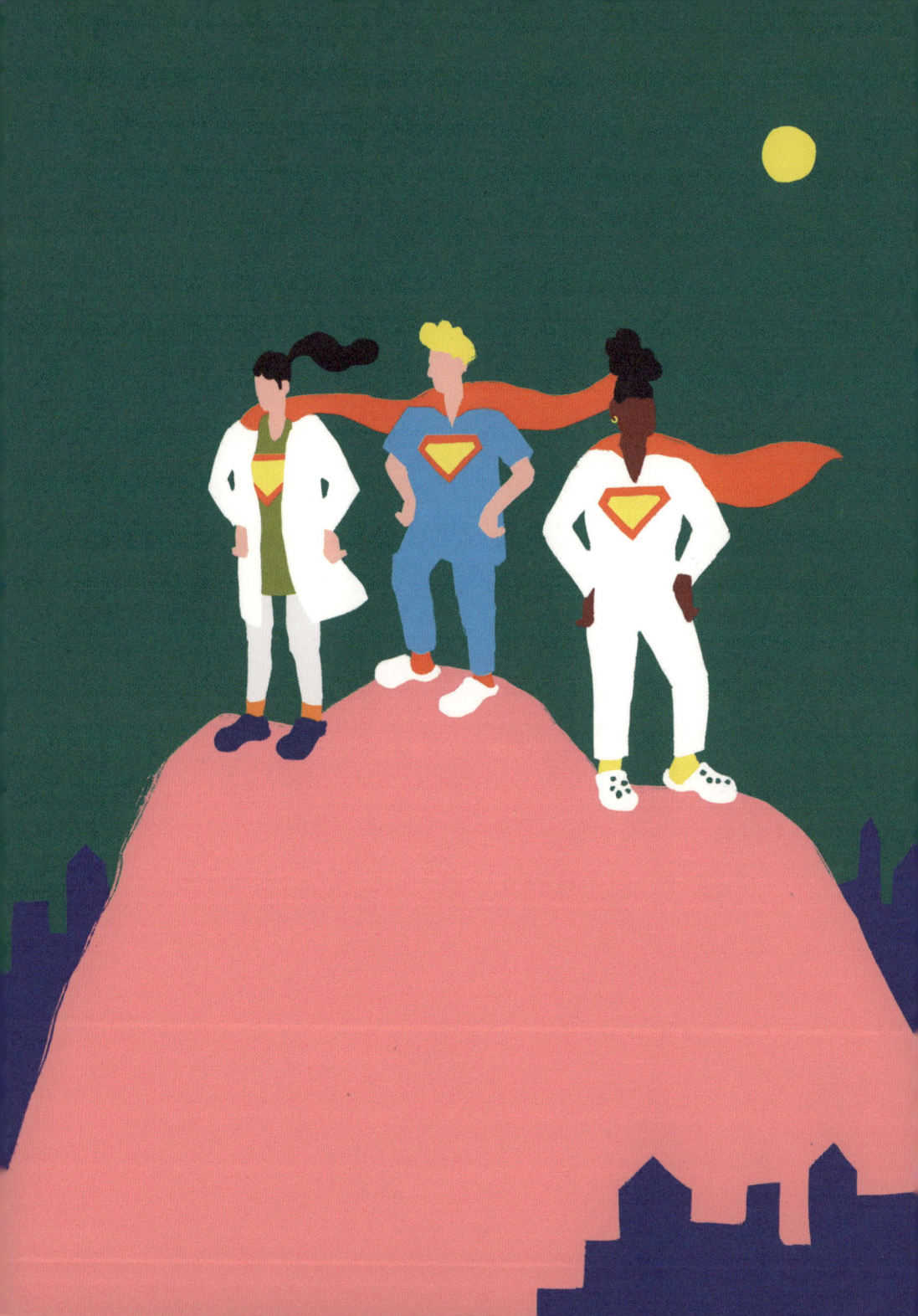

III. *New-Work*-Utopie

1. Das Gesundheitswesen der *Zukunft*

Erinnern Sie sich noch an den Vorschlag des damaligen CDU-Fraktions- und jetzigen Parteivorsitzenden Friedrich Merz von 2003? Eine Steuererklärung, die auf einen Bierdeckel passen sollte. Für all jene, die schon einmal eigenständig ihre Steuererklärung gemacht haben, eine kaum vorstellbare Reduktion von Kompliziertheit. Ein herrlicher Gedanke!

Im Kontext des Gesundheitswesens wird oft von Komplexität gesprochen. Hier ist es wichtig, auf einen aus unserer Sicht relevanten Unterschied hinzuweisen: Die ausufernde Bürokratie unseres Gesundheitswesens ist eine Folge hoher *Kompliziertheit*, für die wir Deutschen offensichtlich ein Talent haben; schon Max Weber sprach von der Herrschaft der Bürokratie als Hörigkeitsrahmen und setzte neben diese Unvermeidlichkeit die Unablösbarkeit der bürokratischen Herrschaft und Unzerbrechlichkeit der Macht des Beamten. Er führte dies auf die Tatsache zurück, dass die ganze Organisation auf die Leistung des modernen und geschulten Fachbeamten zugeschnitten und an sie und sein Wissen gebunden ist.[80]

Kompliziertheit und Bürokratie gehen Hand in Hand und haben mit Komplexität erst einmal nichts zu tun. Das ist übrigens in vielen deutschen Wirtschaftsunternehmen nicht anders. Das Industriezeitalter hat zu einer massiven Erweiterung von Bürokratie und Kompliziertheit geführt – und das fällt uns vor allem im Wettbewerb mit Startups und neuen digitalen Geschäftsmodellen auf die Füße, weil diese ohne viel bürokratisches Gepäck unterwegs sind und sich daher deutlich wendiger durch eine komplexer werdende Welt bewegen.

Von *Komplexität* hingegen können wir sprechen, wenn wir auf die Veränderung von sozialen Systemen schauen. Denn lebende Systeme sind per se komplex. Menschliche Interaktion in Organisationen beispielsweise ist in hohem Maße komplex – einer der Gründe dafür, warum immer noch über 80 Prozent aller Change-Prozesse scheitern, denn sie werden in der Regel linear geplant.[81] In einer komplexen Umgebung kommt man mit Linearität jedoch nicht weit.

Und wie sieht es im Gesundheitswesen aus? Hier haben wir es mit einer nahezu unüberschaubaren Zahl an Systembeteiligten zu tun (wir haben sie – zumindest überwiegend – bereits alle aufgezählt). Und diese vielen Beteiligten, die ebenso viele unterschiedliche Interessen haben, für eine gemeinsame Veränderung zu gewinnen, ist ungeheuer komplex und eben nicht linear steuerbar – und in den vergangenen Jahren kaum gelungen.

Daher haben die Gesetzesinitiativen der vergangenen Legislaturperiode, die die aktuellen Missstände überwiegend sogar aufgegriffen haben, oft nur zum kleinsten gemeinsamen Nenner geführt. Und der reicht eben nicht. Falls Sie spätestens hier ein Gefühl von Wiederholung ereilt: Das ist erwünscht. Denn diese Kernbotschaft ist immens wichtig: Es geht ums System!

Kommen wir daher zurück auf den Bierdeckel. Ein Gesundheitswesen, das auf einem Bierdeckel beschreibbar ist, kennen tatsächlich schon einige unserer europäischen Nachbarn, die sich vom Komplizierten und damit auch von viel Bürokratie verabschiedet haben. Mittels eines kleinen Vergleichs können wir schnell verdeutlichen, was wir meinen:

	Dänemark	Bundesland Thüringen	Deutschland gesamt	Niederlande
Einwohner	5,84 Mio.[82]	2,12 Mio.[83]	83,2 Mio.[84]	17,46 Mio.[85]
Krankenhäuser	36[86]	43[87]	1.914[88]	132[89]
Gesetzliche/private Krankenkassen	1[90]		103/41[91]	40[92]
Leitstellen	1	13[93]	242[94]	10[95]

Und um noch einen draufzusetzen: Es gibt 17 unterschiedliche Behörden, die die mittlerweile nur noch 103 gesetzlichen Krankenkassen beaufsichtigen.

Jetzt denken Sie beim Lesen der Tabelle vielleicht: Ja, aber unser System versorgt die Menschen viel besser. Ganz im Sinne von „Viel hilft viel". Und in der Tat landet Deutschland auf Platz 2 beim Ranking der britischen Jobagentur für medizinische Berufe ID Medica, die 24 OECD-Staaten untersuchte. Eingeflossen waren:

• der prozentuale Anteil am Bruttosozialprodukt,

• der prozentuale Anteil, der für den Gesundheitssektor ausgegeben wird,

- die Anzahl von Krankenhausbetten,

- die Anzahl von Ärzten und Pflegepersonal,

- die durchschnittliche Lebenserwartung in den jeweiligen Ländern.

Bis auf die durchschnittliche Lebenserwartung sind alle anderen Faktoren in Bezug auf Gesundheit und deren Erhalt **nicht** ergebnisorientiert. Dass wir mehr Geld für Gesundheit ausgeben als andere Länder, hatten wir bereits erwähnt. Und dass wir mit 1.914 Krankenhäusern überproportional viele Betten vorhalten, auch. Die Anzahl der in der Pflege Tätigen, die abstrakt in der Tat auf einem guten Wert liegt, sagt jedoch nichts über den Betreuungsschlüssel aus, der in Deutschland mit 1:13 doppelt so hoch liegt wie in einigen anderen europäischen Staaten. Geld allein ist also kein Maßstab. Die Niederlande liegen mit ihrem System im aus unserer Sicht deutlich relevanteren Ranking der WHO zwischen den Plätzen 1 bis 3 und haben 50 Prozent weniger Kosten als Deutschland; Dänemark liegt auf den Plätzen 2 bis 5 und gibt 30 Prozent weniger Geld für die Gesundheit aus als wir. Auch hier zeigt sich erneut die Entkopplung zwischen Geldeinsatz und Ergebnisqualität. Das sieht man auch, wenn man den Europäischen Gesundheitskonsumenten-Index (EHCI) betrachtet, der als Maßstab für europäische Gesundheitssysteme gilt, denn hier werden die Gesundheitssysteme von insgesamt 35 europäischen Ländern jährlich anhand von 46 Kategorien verglichen, die von Jahr zu Jahr variieren. 2018 landete Deutschland auf Platz 12 von 35, die Niederlande kamen auf Platz 2 und Dänemark auf Platz 4.[96] Das sind deutliche Zahlen.

Wenn Sie sich bei dem Gedanken an den Bierdeckel gerade bei einem „Das geht bei uns aber nicht, weil ..." ertappen, dann weisen wir schon einmal präventiv darauf hin, dass die Gesundheitssysteme in den Niederlanden und in Dänemark zuvor ähnlich kompliziert strukturiert waren wie in Deutschland. Und diese Länder hatten – wen wundert's – mit ähnlichen Problemen zu kämpfen wie wir.

Nun maßen wir uns nicht an, das deutsche Gesundheitswesen in einem Buch über New Work in der Medizin neu erfinden zu können. Wir möchten jedoch ein paar durchaus mutige, aus unserer Sicht aber notwendige Paradigmenwechsel in den Raum stellen, die stark an die bereits funktionierenden Systeme in den Niederlanden und Dänemark angelehnt sind, sowie bereits existierende Reformvorschläge vieler Beteiligter aufgreifen, u. a. der Robert Bosch Stiftung[97], der Bertelsmann Stiftung, vieler Krankenkassen, Verbände und nicht zuletzt von unterschiedlichen Vertretern aus der Forschung. Denn eigentlich ist alles schon da.

Für die Ziele eines neuen Gesundheitswesens in Deutschland knüpfen wir an das Rahmenkonzept der WHO für die Gesundheitspolitik in Europa – „Gesundheit 2020" – an: „Erhebliche Verbesserung von Gesundheit und Wohlbefinden der Bevölkerung, Abbau von Ungleichheiten im Gesundheitsbereich, Stärkung der öffentlichen Gesundheit und Gewährleistung nachhaltiger bürgernaher Gesundheitssysteme, die flächendeckend sind und Chancengleichheit sowie qualitativ hochwertige Leistungen bieten. (...) Investitionen in Gesundheit und die Schaffung einer Gesellschaft, die Gesundheit wertschätzt. (...) Gute Gesundheit ist entscheidend für die ökonomische und soziale Entwicklung und dient auch der wirtschaftlichen Erholung."[98] Beginnen wir mit dem Paradigmenwechsel bei der Staatsaufgabe, unserer Gesundheitspolitik.

Paradigmenwechsel 1: Von der krankheits-, reparatur- und kostenorientierten Perspektive der deutschen Gesundheitspolitik **hin zur** Staatsaufgabe Gesundheit, Prävention und Lebensqualität.

Diesen Perspektivwechsel kennen wir aus der Salutogenese von Aaron Antonovsky.[99] Er stellte nicht die Frage: „Was macht uns krank?" Er fragte: „Was hält uns gesund?" Im Konzept der WHO 2020 heißt es „Schaffung einer Gesellschaft, die Gesundheit wertschätzt". Eine solche Gesellschaft kann nur entstehen, wenn unser Staat diese Aufgabe annimmt, Gesundheit wertschätzt und damit radikal seine Perspektive ändert – eben weg von der Reparaturmedizin und der Krankheits- und Kostenorientierung. Die Fallpauschalen konnten die befürchtete Kostenexplosion jedenfalls nicht vermeiden. Wie kann Gesunderhaltung und Gesundheit systemisch organisiert werden? Und welche finanzpolitische Steuerung, welche wirtschaftlichen und zivilgesellschaftlichen Anreize braucht es dafür? Am Beispiel des Case-Managements lässt sich das gut nachvollziehen: Das Ziel, Patienten zu stabilisieren, damit sie in der eigenen Umgebung möglichst lang selbstständig agieren können, reduziert nicht nur messbar Kosten, sondern zahlt unmittelbar auf die Lebensqualität der Betroffenen ein und hat präventiven Charakter für weitere Erkrankungen. Auch das niederländische Buurtzorg-Modell beweist, dass das Prinzip funktioniert, Menschen so lang als möglich in ihrer häuslichen Selbstständigkeit zu unterstützen.

Diese Frage muss grundsätzlich und übergreifend diskutiert und im Ergebnis politisch entschieden werden. **Das einzige politische Ziel muss also heißen: Platz 1 auf der WHO-Ranking-Liste bei der Volksgesundheit binnen 10 Jahren!**

Paradigmenwechsel 2: Vom Erzielen von Gewinnen mittels Krankheit **hin zum** Erzielen von Wertschöpfung aus Gesundheit.

Das bedeutet, dass auch die Finanzierung dem Ziel der Gesundheit und nicht der Finanzierung der Behandlung von Krankheiten (und daraus resultierenden Gewinnmargen) folgt. Es ist absurd, dass eine weitere Kostenexplosion befürchtet wird und gleichzeitig ein System in Kraft ist, das strukturell und systemisch zur Erhöhung der Kosten anregt. Die Hauptinvestition muss der Gesundheit gelten – und hier dürfen Protagonisten des Präventivmarktes auf Erfolgsbasis (sprich dem *gemessenen* Gesundheitserfolg) auch Gewinne erzielen. Die stationäre Behandlung ist unter diesem Paradigmenwechsel die Ultima Ratio, da das Ambulantisierungspotenzial gehoben wird und der Aufbau der regionalen Primärversorgung den deutlich größeren Behandlungsbedarf abfängt. Dafür müssen die Kliniken finanziell anders gesichert sein. Dazu später mehr.

Paradigmenwechsel 3: Von dem Glauben, dass die Ökonomie von Kliniken Managementstrukturen der Privatwirtschaft braucht, **hin zur** Idee der nutzen- und patientenorientierten gesundheitlichen Daseinsfürsorge.

Die Privatisierung vieler Kliniken ist nicht per se ein Problem. In Kombination mit dem Finanzierungssystem ist sie das allerdings schon. Diese Kliniken sind Wirtschaftsunternehmen, deren DNA die Erzielung von Gewinnen ist. Wenn wir aus Krankheit keine Gewinne mehr erzielen wollen (wir wollen ja die Kosten des Gesundheitswesens senken), braucht es zumindest für die klassische Krankheitsbehandlung keine privatwirtschaftliche Struktur mehr. Diese könnte sich vielmehr auf dem Präventivmarkt bilden. Ob die ausschließliche Rekommunialisierung die Antwort ist, bleibt auszudiskutieren. In jedem Fall muss das künftige System im Hinblick auf mögliche Fehlanreize geprüft werden. Sie erinnern sich an unser Mantra? „Führt die Maßnahme aus dem bestehenden System heraus oder *stabilisiert* sie nur (mittelbar) das aktuelle System?"

Wo die Grenze zu ziehen ist, ist also sorgfältig im Hinblick darauf auszuloten. Pharmaunternehmen, die an der Übermedikation verdienen, sollten es künftig nicht mehr tun dürfen. Aber eigentlich finanzieren sie darüber in Teilen ihre Forschung, die wiederum die Volksgesundheit unterstützt. Das Beispiel zeigt, dass einseitige Lösungen wiederum zu Fehlanreizen und Problemen an anderer Stelle führen können.

Paradigmenwechsel 4: Von dem irrigen Gedanken, dass Menschen, die im Gesundheitswesen Patienten behandeln, pflegen und versorgen, den Stress, die Überarbeitung und die Erschöpfung aushalten müssen **hin zu** der Überlegung, dass Menschen, die im Gesundheitswesen arbeiten, selbst maximale Fürsorge und präventive Gesundheitsvorsorge brauchen, damit sie in diesem extrem herausfordernden Beruf lange gesund bleiben.

Paradigmenwechsel 5: Von Gesundheitspolitik ist isoliert zu betrachten **hin zu** Gesundheitspolitik in einem gesundheitsorientierten Gesundheitssystem ist Teil eines positiven und gesunden Kreislaufs.

Eine kosten- und krankheitsorientierte Politik repariert und verursacht dabei Kosten, ändert aber an der Art, wie Menschen leben, wenig bis gar nichts. Gesundheitsorientierte Politik erhöht hingegen die Lebensqualität und unterstützt eine nachhaltige Lebensweise, die auf Gesundheit ebenso einzahlt wie auf Klimaschutz. Hier ein einfaches Beispiel zur Verdeutlichung des Kreislaufs: Eine ungesunde Lebensweise mit vielen industriellen Produkten, viel (Billig-)Fleisch und Zucker führt zu Krankheiten, die hohe Kosten verursachen, die Lebensqualität mindern *und* dem Klima schaden. Eine gesunde Lebensweise mit vielen regionalen Lebensmitteln, wenig Fleisch und Zucker unterstützt die Gesunderhaltung, erhöht damit die Lebensqualität, senkt die Krankheitskosten *und* schont automatisch das Klima. Eigentlich recht simpel.

2. Struktur*parameter*

Im Folgenden bündeln wir diverse Vorschläge und Forschungsergebnisse auf abstraktem Niveau, die von vielen Protagonisten des Gesundheitssystems – u. a. der Robert Bosch Stiftung, der Bertelsmann Stiftung, einigen Krankenkassen und Verbänden sowie der Wissenschaft etc. – vorgebracht wurden, und kombinieren diese mit Ansätzen aus dem dänischen, dem österreichischen und dem niederländischen System. Interessanterweise entsprechen viele dieser Vorschläge auch überzufällig häufig dem repräsentativ ermittelten Bürgerwillen. Die Robert Bosch Stiftung hat nämlich in Bürgerdialogen 2019 sowie 2020/21 und in Bürger-Experten-Dialogen strukturiert erarbeitet, welche Anforderungen die Bürgerinnen und Bürger an das Gesundheitswesen stellen. Das Ergebnis war eine beeindruckend klare und konkrete Vorstellung davon, wie ein Gesundheitssystem aussehen sollte.[100]

> *Die Neuordnung der Krankenhauslandschaft ist eine Frage der Patientensicherheit und muss vor allem das Ziel verfolgen, die Versorgungsqualität zu verbessern.*
>
> Brigitte Mohn, Vorstand der Bertelsmann Stiftung

Und wenn diejenigen, für die das System entwickelt wurde, und diejenigen, die innerhalb des Systems arbeiten, sich klar für eine große Reform aussprechen, die wesentliche Paradigmenwechsel enthält, dann dürfen sich unserer Ansicht nach weder die Politik noch die Verbände oder die Lobbyisten dieser Reform verschließen.

Und hier kommen wir zu den einzelnen Punkten der dargestellten Strukturparameter:

- Einrichtung von Gesundheitsregionen, die im Rahmen der **übergeordnet** einheitlichen Struktur **lokale Spezifika** aufgreifen können. Eine Gesundheitsregion weist eine hausnahe Versorgungsstruktur, Case-Management, Diagnostikzentren und Superkliniken auf. Die Bertelsmann Stiftung empfiehlt in ihrer Studie „Neuordnung der Krankenhauslandschaft" aus 2019 die Reduktion auf maximal 410 Regel- und Maximalversorger, um künftig eine hochqualitative Versorgung zu gewährleisten.[101]

- Maximal 16 Universitätsklinika und je nach Bevölkerungszahl Superkliniken und eine deutlich reduzierte Anzahl von Regel- und Maximalversorgern (im Aufgabenverbund zur Sicherung der Translation), eine überschaubare Anzahl elektiver Kliniken sowie eine massiv ausgebaute Ambulantisierung und ein flächendeckender Aufbau regionaler, teambasierter Primärversorgung inklusive Case Management, die medizinisch seitens der Hausärzte lokal gesteuert werden. Die Ampelkoalition hat den Ansatz Community Health Nurse aufgegriffen. Wir warten gespannt auf die Umsetzung. Aus systemischer Sicht ist das Case Management der agile Handlungsansatz im Kontext der regionalen Versorgung. Hier darf je nach Kontext und Patient differenziert werden, sodass kompetente Lösungen gefunden werden, die in einem skalierbaren „One size fits it all"-Ansatz nun mal nicht zustande kommen können.

- Sowohl die Universitätsklinik als auch die Regel- und Maximalversorger in jeder der Gesundheitsregionen weisen eine stabile (akute) Versorgung für Kinder und Jugendliche sowie Geburtshilfe auf, um dem ökonomisch motivierten Schließungstrend der vergangenen Jahre strukturell entgegenzutreten. Gleiches gilt für die Primärversorgung.

- Eine weitere Reduktion der Krankenkassen auf unter 20 und **eine** einheitliche Aufsichtsstruktur durch eine Behörde (nicht 17 Behörden, wie es derzeit der Fall ist). Die Reduzierungsparameter sollten sich u. a. nach dem bisherigen Präventions-Leistungserfolg in Relation zur Kosteneffizienz richten. Die verbleibenden Krankenkassen sollten nach der Reduktion nicht nur in einem Kostenwettbewerb stehen, sondern in einem **Qualitäts- und Erfolgswettbewerb** in Relation zu den Kosten.

- Eine Fusion der Leitstellenlogistik (idealerweise maximal 2 pro Bundesland) und ihre Vernetzung mit dem Katastrophenschutz ist notwendig.

- Ein flächendeckender Umbau der ambulanten Pflege nach den Grundlagen des Case Management und dem Pflegesystem des niederländischen Buurtzorg-Modells bietet viele Möglichkeiten.

Diese Struktur würde zu einer massiven Reduktion der 1.914 Kliniken führen, die durch Fusionen bzw. teilweise auch Schließungen erfolgen würde. Da die Auslastungszahlen gesamt 2019 bei 77,2 Prozent liegen[102], ist ein Abbau von Betten wirtschaftlich sinnvoll und führt zu keinerlei Einschränkung der Versorgungsqualität. Und die 77 Prozent Auslastung würden in dieser Höhe nicht mehr gebraucht, wenn die regionale Primärversorgung aufgebaut, das Ambulantisierungspotenzial gehoben, das Finanzierungssystem umgestellt und die stationäre Behandlung nicht mehr der „Gewinnbringer" sein müsste. Wir können die Überversorgung bei der Bedarfsberechnung also ebenfalls abziehen.

Eine derart massive Strukturbereinigung würde bei vielen Protagonisten natürlich sofort mehr als einen „Das geht nicht, weil ..."-Einwand auslösen. Aber es gibt auch Beispiele, die zeigen, dass einige regionale Versorger bereits mit der Konsolidierung losgelegt haben. In Baden-Württemberg beispielsweise sind das die RKH Kliniken, die bereits deutlich und erfolgreich in Richtung Ambulantisierung, Digitalisierung und Strukturbereinigung agieren.[103] Auch das Konzept Gesundheitsstadt Berlin 2030[104] schlägt eine Integration der zwei großen Klinikkomplexe − der Charité Universitätsmedizin Berlin und der Vivantes Kliniken − vor, „deren Zusammenspiel von einem dysfunktionalen Wettbewerb gekennzeichnet sei, obwohl sich beide in öffentlicher Hand befinden".[105] Auch Berlin ist daher zumindest auf dem Weg zur Strukturbereinigung.

Das Berliner Forschungsinstitut IGES hat in einem Rechenmodell simuliert, wie sich die Anwendung der Expertenkriterien auf die Zahl der Kliniken in einer konkreten Region auswirkt. Demnach kann in der NRW-Versorgungsregion 5 (Köln, Leverkusen und drei angrenzende, strukturschwächere Landkreise) die Klinikzahl von heute 38 Akutkrankenhäusern auf 14 reduziert werden, ohne dass sich die Fahrzeiten für Patienten und Angehörige nennenswert verlängern. Der Umbau der Kliniklandschaft nach den Vorstellungen und Kriterien der Experten würde die Versorgung in der Metropolregion Köln-Leverkusen zudem deutlich verbessern. Denn alle 14 Kliniken wären technisch und personell so ausgerüstet, dass Notfälle z. B. mit Verdacht auf Herzinfarkt umfassend versorgt werden könnten.[106]

Sollten Sie sich nun die besorgte Frage stellen, was mit all den Menschen passiert, die in den zu reduzierenden Krankenkassen, Kliniken, Behörden, Leitstellen etc. arbeiten, dann können wir unmittelbar für Beruhigung sorgen. Gesundheitspersonal wird doch händeringend gesucht, und niemand wird arbeitslos sein. Die Fusionen dürften die Lücke nicht einmal schließen, aber wenigstens deutlich abmildern. Überdies könnten endlich familienfreundliche und flexible Arbeitszeitmodelle eingeführt werden. Und alle anderen Berufsgruppen laufen ebenfalls auf eine demografische Lücke zu, die durch das Digitalisierungspotenzial nur in Teilen gemildert wird. Der Umbau des Gesundheitssystems in dieser Größenordnung dauert geschätzt mindestens 5 Jahre. Bis 2030 wird eine Lücke von ca. vier Millionen Erwerbstätigen prognostiziert.[107] Alle diese Faktoren sind Teil der Lösung.

Bleibt noch die faktische Überbeanspruchung unseres Gesundheitssystems durch die Patienten selbst: Diese entsteht zum einen – ohne ihr Mitwirken – durch die zuvor genannte Praxis der stationären Überversorgung seitens der Kliniken aus wirtschaftlichen Gründen, aber in Teilen auch durch die Patienten selbst, indem sie deutlich häufiger Ärzte und Ärztinnen aufsuchen als die Menschen im übrigen Europa. Dieses Problem haben die Niederlande dadurch gelöst, dass dort die Hausärzte die jeweiligen Zugangsentscheidungen zu Fachärzten und Kliniken fällen, und zwar deutlich strikter, als dies bei uns der Fall ist.

Patienten werden auch viel stärker auf ihre eigenen Möglichkeiten hingewiesen, Stress abzubauen und gut für sich zu sorgen – und nur, wenn das nicht erfolgreich ist, geht es überhaupt im System weiter. Wenn hier nun einige Alarmglocken läuten und die Angst entsteht, dass man ernsthaft erkrankt und dennoch vom Arzt wieder weggeschickt wird: Die Herzinfarktrate lag zuletzt in Deutschland bei 157 pro 100.000 Einwohner im Vergleich zu 125 pro 100.000 Einwohner in den Niederlanden.[108] Vor der Einführung des Zugangssystems in den Niederlanden war sie dort ungefähr so hoch wie in Deutschland. Das System in den Niederlanden ist bereits seit Jahren erfolgreich erprobt.

In Österreich entstehen derzeit Primärversorgungseinheiten, von denen 75 bis 2023 etabliert werden sollen, um die hausnahe Versorgung und Ambulantisierung zu bündeln. Die Robert Bosch Stiftung fördert bereits seit 2015 über ihr Förderprogramm „PORT – Patientenorientierte Zentren zur Primär- und Langzeitversorgung" sogenannte PORT-Zentren. Die im Rahmen des Programms geförderten Gesundheitszentren folgen einem mehrdimensionalen Verständnis von Gesundheit. Dies setzt bei der Gesunderhaltung an und ergänzt die medizinisch-pflegerische Perspektive um die gesellschaftlichen Aspekte von Gesundheit. Die PORT-Zentren zielen darauf, eine integrierte Versorgung nah an der Lebenswirklichkeit der Menschen zu leisten und sich für Gesundheitsförderung und Prävention stark zu machen. Damit bieten sie sich als Kern einer neu zu gestaltenden tragfähigen Primärversorgung an, die zugleich vielen künftigen Herausforderungen standhält.[109]

Was wir also festhalten können, ist: Es existieren vielerorts bereits Elemente des Neuen, und sie befinden sich in der (erfolgreichen) Erprobung. Nun sollten wir kein Copy-Paste-Verfahren anstreben, denn Deutschland, Österreich, die Niederlande und Dänemark sind in vielerlei Hinsicht nur bedingt vergleichbar. Was es braucht, ist eine **Lernoffenheit** für die dort implementierten **Prinzipien** und deren Wirkweise sowie ihre Auswirkungen auf die Gesundheit der jeweiligen Bürger und ihre Kosteneffizienz. Adaptionen an die spezifischen deutschen Verhältnisse werden natürlich nötig sein, sogar innerhalb der Bundesländer – die Situation in Bayern ist nicht per se vergleichbar mit Thüringen oder Nordrhein-Westfalen.

Die Grundlogik aber lautet: Entwicklung von übergeordneten Strukturprinzipien, die dann kontextspezifisch in den Gesundheitsregionen umgesetzt werden sollten.

3. Finanzierungs*parameter*

Um ökonomische Daseinsvorsorge zu betreiben, müssen a) alle Protagonisten mehr Verantwortung tragen als zuvor und b) nicht nur die Struktur, sondern auch die Finanzierung stark vereinfacht werden. Das DRG-System, das auf der Basis des australischen DRG-Systems entwickelt wurde, wird dort anders gelebt. Das Analysieren der Daten und Kodieren der Patientendiagnosen und Therapien ist dort durchweg eine nichtärztliche Tätigkeit. Die Kodierung der Fälle erfolgt anhand der Akten nach Entlassung der Patienten. Sie wird von professionellen Kodierern vorgenommen, und die DRGs sind nicht die alleinige Grundlage für die Kostenerstattung.[110] Vielmehr gibt es ein duales Finanzierungssystem. Das zeigt übrigens, dass es sogar *innerhalb* des DRG-Systems offensichtlich anders geht.

Hier folgt nun eine Zusammenfassung der zum Teil bereits im Raum stehenden Vorschläge:

- Einführung von (u. U. morbiditätsorientierten) Bürgerpauschalen anstelle von Fallpauschalen. Damit kann die jeweilige (stationäre) Behandlung deutlich effizienter, effektiver und unbürokratischer erfolgen (keine Codes mehr suchen!). Alternativ muss mindestens das DRG-System qualitätsorientiert aufgestellt, entbürokratisiert und digitaler werden. Dazu gehört eine Reduktion der Zahl der Krankenkassen auf unter 20.

- Strukturierte Outcome-Messungen müssen Einfluss auf die Finanzierung haben. Kliniken mit hohem Outcome-Erfolg werden zusätzlich gefördert.

- Die Gesundheitsregionen bekommen ein stabiles Bundes- und Landesbudget zur autonomen Verwaltung für Investitionen und Innovationen. Das substituiert die Mittel der privaten Investoren. Ebenso wird die Personalhoheit in die Kliniken den lokalen Gesundheitsregionen überantwortet.

- Forschung und Lehre bekommen ein separates und stabiles Grundlagen-Bundes- und Landesbudget, damit die Hochschulmedizin und künftig die Hochschulpflege, v. a. die Forschung und die wissenschaftliche Handlungsautonomie, gestärkt werden. Darüber hinausgehende Fördermittel werden für wissenschaftliche (Team-)Leistungen, faktische Translationserfolge und Good Governance vergeben. Eine verbriefte Gewährung der notwendigen Freiräume sowie eine Beschränkung auf die Rechtsaufsicht durch die Länder müssen in diesem Kontext ebenso bekräftigt werden.

- Aus systemischer Sicht ist das Case Management der agile Handlungsansatz im Kontext der regionalen Versorgung. Hier darf je nach Kontext und Patient differenziert werden, sodass kompetente Lösungen gefunden werden, die in einem skalierbaren „One size fits all"-Ansatz nun mal nicht zustande kommen können. Die Ampelkoalition hat den Ansatz Community Health Nurse aufgegriffen. Wir warten gespannt auf die Umsetzung.

- Der Pflegeberuf erhält eine neue Vergütungsstruktur,

die die Qualifikation abbildet und Anreize zur beruflichen Weiterentwicklung bietet. Es versteht sich von
selbst, dass die Gehälter in diesem Bereich qualifika-
tionsbezogen und insgesamt merklich angehoben
werden müssen. Es bedarf der Finanzierung von
Akademisierung und der Implementierung von Pflegewissenschaft und Translation.

- Die Pauschalen eines reformierten DRGs müssen den
Leistungen angepasst werden. In Deutschland erhalten
Kliniken für eine Herz-Bypass-Operation 13.007,- Euro,
in der Schweiz hingegen 30.940,- €.[111] Bei einer künst-
lichen Hüfte liegt Deutschland bei 5.745,- Euro und die
Schweiz bei 15.465,- Euro.[112] Der Anreiz im neuen
System muss sein: nur medizinisch notwendige Eingriffe auszuführen, diese aber zu einem international
wettbewerbsfähigen Preis vergütet zu bekommen.
Darüber hinaus kann über die Einführung von Mindestmengen eine wichtige Unterscheidung vorgenommen
werden: Aktuell können der Arzt eines kleinen Provinz-
krankenhauses und die international anerkannte
Koryphäe einer renommierten Hauptstadtklinik die
gleichen Entgelte für eine Operation abrechnen. Das
führt dazu, dass kleine Kliniken ein Interesse daran
haben, gut vergütete Leistungen zu erbringen, obwohl
ihr Personal nicht die nötige Erfahrung aufweist. Hier
die Auswirkungen bereits beschlossener Mindestmengen an einem Beispiel: Im Jahr 2019 wurden in 732 der
1.914 Krankenhausstandorte in Deutschland chirurgi-
sche Behandlungen von Brustkrebs durchgeführt. Bei
der beschlossenen Mindestmenge von 100 Leistungen
pro Jahr konzentriert sich das Angebot künftig voraus-
sichtlich auf rund 355 Standorte. Dabei würde sich die

durchschnittliche Fahrtzeit zur nächstgelegenen Klinik nur um drei Minuten erhöhen, nämlich von 15 auf 18 Minuten.[113] Ob die Festlegung und Durchsetzung von Mindestmengen in der Krankenhausversorgung durch weitere Verfahrensvorgaben durch das Gesetz zur Weiterentwicklung der Gesundheitsversorgung (GVWG 2021) in § 136b SGB V tatsächlich verbessert wird, bleibt abzuwarten.[114] Als alleinige Maßnahme ohne weitere Konsolidierung ist sie jedenfalls nicht ausreichend.

• Bürger und Bürgerinnen müssen in die Lage versetzt werden, mehr Verantwortung für Prävention zu übernehmen und auch einen Anreiz erhalten, sich gut um die eigene Gesundheit zu kümmern. Dafür braucht es sowohl eine niedrigschwellige Gesundheits- als auch eine gut verständliche psychosoziale Bildung. Im Bildungsbereich liegt ein zentraler Schlüssel für das Ziel einer guten Volksgesundheit. Sobald diese strukturell über die öffentlichen Institutionen Kindergarten, Schule, Universität und lokale Angebote implementiert ist, sollte im Anschluss das Bonussystem strukturell und für alle verbleibenden Krankenkassen nach gleichem System ausgeweitet werden. So verbleibt es beim Solidarsystem, dennoch werden gesundheitsorientiertes Verhalten und aktive Prävention boniert. Und diese Boni kennt das GKV-System ja bereits.

• Unternehmen tragen eine große Mitverantwortung für den Gesundheitszustand ihrer Beschäftigten. Im klassischen Arbeits- und Gesundheitsschutz wird dem auch überwiegend Rechnung getragen. Die Einführung

der psychischen Gefährdungsbeurteilung hat allerdings
nicht dazu geführt, dass Unternehmen stärker auf
psychische Gefahren geachtet und diese erfolgreich
minimiert hätten. Die Burnout-Raten haben sich in
den letzten zehn Jahren verdreifacht. Erschöpfungs-
phänomene nehmen deutlich zu. 82 Prozent der
Beschäftigten geben an, bereits Burnout-Symptome
gehabt zu haben. Arbeitgeber werden also verpflichtet
(analog zum Bundesbildungsgesetz), Präventionstage
zu gewähren und insgesamt ihre Wertschöpfung an die
Herausforderungen des digitalen Zeitalters anzupassen. Darüber hinaus wird ab einer unterdurchschnittlich
niedrigen Krankenquote ab Jahr zwei ein Bonus durch
die Krankenkassen ausgeschüttet.
Damit werden die Arbeitgeber, die Gesunderhaltung
strukturell und durch ihre Führung erfolgreich fördern,
finanziell entlastet. Das entspräche ganz der originären
Verantwortung der Unternehmen. Auch dass ein
Arbeitgeber, der hartnäckig an alten (Führungs-)
Strukturen festhält und auch ansonsten identifizierte
psychische Belastungsquellen nicht angeht, obwohl
die Krankenquote in seinem Unternehmen oberhalb
des Durchschnitts liegt, nicht in den Genuss der
finanziellen Entlastung kommt, ist dann folgerichtig.
Das (Nicht-)Verhalten und die daraus resultierenden
Kosten müssen ja schließlich nach Ende der Gehalts-
fortzahlung über die Allgemeinheit finanziert werden.

Sollte jemand nach einem Taschenrechner gegriffen und während der Lektüre errechnet haben, was das alles kosten wird, möchten wir abschließend darauf hinweisen, dass wir die Kosten der einzelnen Maßnahmen nicht addieren dürfen, ohne die kostensenkenden Effekte und die Korrektur der Fehlallokation der Mittel einzuberechnen.

Nur aus dem Gesamtbild ergibt sich die Finanzierbarkeit, denn auch das gesundheitsfinanzpolitische System lässt sich nicht mit Teilmaßnahmen konsolidieren.

104

4. Qualität

Die Behandlungsqualität und ihr Erfolg müssen künftig regelhaft, übergreifend und strukturiert nach einheitlichen Messkriterien überprüft werden. Neben klinischen Parametern sollten die Patient-reported outcome measures (PROMs)[115] sowie die Patient-reported experience measures (PREMs) und weitere Instrumente in einem übergreifenden, vereinheitlichten Messinstrument zusammengefasst werden, das dann für alle Gesundheitsregionen gilt.

Über diese Maßnahmen kann Qualität holistisch abgebildet werden, und es findet künftig kein Kampf um die Bettenbelegung mehr statt, sondern es gilt vielmehr der Wettbewerb der Qualität. Dies kann dann auch prämiert und boniert werden! Denn ohne Vereinheitlichung haben Patienten keine Chance, die Ergebnisse der unterschiedlichen Systeme zu bewerten. Das Ganze muss also übersichtlich gestaltet werden. Überdies wird so das Gesundheitssystem weiter „entkompliziert".

Wir brauchen jenseits der Bewertungsportale im Internet eine zuverlässige Bewertungsstruktur für Kliniken, Behandler, Therapeuten etc. Wir brauchen einen fachlichen ‚Tripadvisor' für das Gesundheitswesen. Radikal transparent.

David-Ruben Thies

5. Der Patient der *Zukunft*

Wenn wir auf die Patienten der Zukunft schauen, dann tragen diese Verantwortung für sich und das eigene Wohlergehen und werden sowohl im Rahmen der ambulanten Primärversorgung (der Mikroebene) sowie auf klinischer und institutioneller Ebene (der Mesoebene) als auch seitens der Gesundheitspolitik (Makroebene) als mündige Protagonisten des Gesundheitssystems angesehen und adäquat – kommunikativ und kurativ – behandelt. Dabei soll von dem Grundsatz „Der Patient ist Experte für sich selbst, das eigene Gesundheits- und Krankheitserleben und die Einschätzung seiner aktuellen Situation" ausgegangen werden. Um diese Rolle einnehmen zu können, braucht es nicht nur eine zuhörende und einbeziehende Kommunikation, sondern auf der Patientenseite auch eine solide ausgeprägte Gesundheitskompetenz, die über eine bei Dr. Google eingeholte Information um ein Vielfaches hinausgeht. Dafür ist ein großes bildungspolitisches Projekt vonnöten, das die Autonomie der Bürgerinnen und Bürger stärkt und sie gleichzeitig dafür gewinnt (zumindest einen Teil von ihnen), Prävention zu betreiben und damit die eigene Lebensqualität zu erhöhen.

Denn der soziokulturelle Prozess der Demokratisierung und Mitbestimmung überträgt sich natürlich auch auf das Arzt-Patienten-Verhältnis und verstärkt den Trend zu mehr Selbstbestimmung und Kontrolle seitens der Patienten. 46 Prozent der durch das rheingold Institut und die Robert Bosch Stiftung befragten Patienten gaben an, dass sie sich die Erklärungen und Vorschläge der medizinischen Fachleute anhören und möglichst viel verstehen wollen, um mitentscheiden zu können. Ein grundsätzlich begrüßenswerter Trend, der aber eben auch eine Schattenseite hat. Denn Smartphone, Google & Co. werden nicht selten als gleichberechtige Informationsquellen missverstanden, weshalb unser Vertrauen in die Wissenschaft in Zeiten des unbeschränkten Informationszugangs einer neuen Dimension der Stärkung bedarf.

Der Patient der Zukunft wird also bereits in der Schule in Prävention, Gesundheit, Ernährung, Selbstfürsorge etc. geschult und unterrichtet. Auch im Arbeitskontext braucht es ein neues Verständnis von Prävention. Die Ansätze der vergangenen Jahre – Betriebliches Gesundheitsmanagement (BGM) und Betriebliche Gesundheitsförderung (BGF) – reichen bei weitem nicht mehr aus. Doch dazu später mehr.

6. *Menschenbild* im Gesundheitswesen der Zukunft

Patienten- und menschenzentrierte Medizin klingt so selbstverständlich. Auf wen soll denn die Medizin denn sonst fokussiert sein? Im ersten Teil des Buches haben wir allerdings dargelegt, warum das eben nicht per se der Fall ist bzw. sein kann in einem gewinnorientierten Gesundheitssystem. Was genau ist denn nun aber gemeint mit dieser von vielen erhobenen Forderung nach Patienten- und Menschenzentrierung?

Beim Patienten gelingt uns diese Vorstellung wahrscheinlich leicht: Alles medizinische Handeln wird ausschließlich aus Patientensicht gedacht und muss ein realistisches Therapieziel haben. So prägnant hat es jedenfalls der Intensivmediziner Uwe Janssens in einem Interview über einen offenen Umgang mit dem Tod formuliert.[116] Was er hier beschreibt ist, dass die Ökonomisierung an manchen Stellen zu einer Überversorgung geführt hat, sodass auch auf den Intensivstationen Therapien angewendet werden, die zwar betriebswirtschaftlich vorteilhaft, aber eben aus Patientensicht nicht das Beste sind.

Die Antwort der DIVI (Deutsche Interdisziplinäre Vereinigung für Intensiv- und Notfallmedizin) auf dieses Problem – in einem Positionspapier formuliert – lautet schlicht: **Mit den Patienten und ihren Angehörigen sprechen**. Deren Willen erforschen, auch für den u. U. nicht mehr sprachfähigen Patienten eintreten und die trauernden Angehörigen, die sich an jede einzelne Therapiemöglichkeit klammern, dabei unterstützen, die Sicht des Patienten einzunehmen. Beizustehen im Abschied. Aus Janssens Sicht braucht es dafür ein Bewusstsein im Team – er nennt es „Ethisches Klima" –, dass dieses Vorgehen gewollt ist und von den Führungskräften mitgetragen wird. Dafür hat die DIVI einen Therapiebegrenzungsbogen entwickelt, der vor allem jüngere Ärztinnen und Ärzte darin unterstützen soll, über strukturierte Gespräche diese Balance zwischen Patientenwillen, Patientenwohl und medizinisch-technisch Möglichem zu finden.

Eine patientenzentrierte Medizin – halten wir das fest – wird vom Patienten aus gedacht und zwar so konsequent, dass es sogar bedeuten kann, jemanden in Frieden sterben zu lassen und ihm diesen Weg nur zu erleichtern.

Was bedeutet „menschenzentriert"? Menschen sind unterschiedlich, niemand ist wie der oder die andere. Das bedeutet nicht nur, dass zwei Menschen gleichen Geschlechts, Alters, Gewichts oder gleicher Größe etc. unterschiedlich auf eine Diagnose oder eine Therapie reagieren können. Es umfasst auch psychosoziale Faktoren, die für die Gesunderhaltung und -werdung ebenso relevant sind. Resilienz, sprich eine stabile psychische Konstitution, der Umgang mit Vorerfahrungen etc. spielen ebenfalls eine Rolle und führen zu sehr unterschiedlichen Perspektiven auf die eigenen Heilungskräfte. In einer menschenzentrierten Medizin fließen die Ressourcen und Kompetenzen eines Menschen explizit in die holistische Diagnosestellung ein. Der Mediziner und Neurowissenschaftler Joachim Bauer spricht in diesem Zusammenhang auch von „Möglichkeitsraum öffnenden und Möglichkeitsraum schließenden Diagnosen", mit denen Ärztinnen und Ärzte ein Priming, also eine Bahnung, setzen, was einen großen Einfluss auf die Heilung hat.

Hier folgt ein Beispiel dafür, was Priming bedeutet. Ein klassisches Experiment zum Priming stammt von John A. Bargh: Die Versuchspersonen sollten zunächst aus vier von fünf vorgegebenen Wörtern Sätze bilden, z. B. aus „finds", „he", „it", „yellow", „instantly" den Satz „He finds it instantly". Dann sollten sie für eine zweite Aufgabe in einen anderen Raum am Ende eines Korridors gehen. Nun wurde gemessen, wieviel Zeit die Probanden für diese Strecke benötigten. Eine Hälfte der Versuchspersonen, die Experimentalgruppe, hatte jedoch Wortlisten bekommen, die Begriffe wie „Florida", „vergesslich", „Glatze", „grau" oder „Falte" enthielten, also Wörter, die mit alten Menschen assoziiert werden. Diese Gruppe ging tatsächlich deutlich langsamer als die Kontrollgruppe. Die Probanden gingen davon aus, dass ihr Verhalten ihrer bewussten Kontrolle unterliegt, während sie aber, allein durch das Lesen der vorgegebenen Wörter, tatsächlich unwillkürlich in ihrem Verhalten beeinflusst wurden.[117]

Christian Schubert beschreibt in seinem Buch u. a. eine Studie aus Kanada, die mit 39 praktischen Ärzten und 315 Patienten durchgeführt wurde. Die Konsultationen in der Praxis wurden aufgezeichnet und gemeinsam mit den Patienten im Hinblick auf den Arzt-Patienten-Kontakt ausgewertet. Zwei Monate später erfragten die Forscher, inwiefern sich die Art des Kontakts auf die Beschwerdesituation ausgewirkt hatte. Je mehr sich der Arzt auf die Bedürfnisse der Patienten eingelassen hatte, desto besser waren sowohl der körperliche als auch der seelische Zustand der Patienten. Überdies hatten zwischenzeitlich weniger diagnostische Tests und ärztliche Zuweisungen stattgefunden.[118]

Halten wir fest: Den Menschen in seiner Gesamtheit wahrzunehmen bedeutet, nicht nur die Krankheit ins Visier zu nehmen, sondern vor allem den Menschen, der diese Krankheit hat. Das Prinzip ist wahrlich nicht neu – es stammt von Hippokrates: „Es ist wichtiger zu wissen, welcher Mensch eine Krankheit hat, als welche Krankheit ein Mensch hat." Nach dieser Logik dürfte es nicht mehr passieren, dass ein Patient nur ungefähr eine Minute Zeit hat, um zu erklären, wo es eigentlich wehtut, weil in der Regel einfach keine Zeit für ein Gespräch da ist. Das Potenzial des Eigenerlebens, den Patienten bzw. die Patientin als Experten bzw. Expertin für den eigenen Körper gezielt und strukturiert für die Anamnese zu nutzen, entspricht menschenzentrierter Medizin (abgesehen von dem heilsamen Effekt, den das Zuhören an sich bereits hat). Dafür muss dem Gesundheitspersonal natürlich ausreichend Zeit zur Verfügung gestellt und auch die psychologische Ausbildung ermöglicht werden, diese Gespräche effizient zu führen. Vom Interesse an den Menschen wollen wir an dieser Stelle einfach mal ausgehen.

Menschenzentrierte Medizin muss aus unserer Sicht aber auch die im Gesundheitswesen tätigen Menschen selbst umfassen. Krankheitsquoten und Stressbelastung, aber auch daraus folgende Phänomene wie Medikamentenmissbrauch – wie oben beschrieben – sprechen hier eine deutliche Sprache. Wir interessieren uns viel zu wenig für die Leute, die im Gesundheitswesen „am Menschen" arbeiten. Sie sind nämlich (ganz überwiegend zumindest) diejenigen, die die Profitorientierung auszubaden haben. Ein Controller mit einem Bachelorabschluss verdient in großen Konzernen schon als Anfangsgehalt das 1,5-fache einer erfahrenen Pflegefachkraft. Jetzt wollen wir dem Controller nicht sein Gehalt streitig machen – aber ein menschenzentriertes Gesundheitswesen braucht hier ganz deutlich eine andere Relation bezüglich des Gehaltsgefüges. In vielen Ländern, unter anderem in den USA, fehlen diese Gehaltsunterschiede – und: Ein einmaliger Bonus löst das Problem nicht! Wenn wir über „das Gesundheitssystem" sprechen,

sprechen wir über soziale Systeme, also Systeme, die erst durch ihre Kommunikation und Interaktion entstehen. Ohne allzu tief in die Systemtheorie einzutauchen, möchten wir Ihnen doch einige wesentliche Erkenntnisse daraus zumuten, denn sie sind die Basis für das Verständnis von Veränderung in Organisationen.

Unternehmen bestehen nicht einfach aus einer Ansammlung von Menschen. Vielmehr ist deren Zusammenarbeit die Voraussetzung dafür, dass eine Systemleistung entsteht. Machen wir es an einem medizinischen Beispiel fest: In einem OP gibt es ein Team von sechs Personen (mehr oder weniger). Wenn jede bzw. jeder von ihnen ihre bzw. seine Leistung allein erbringen könnte, bräuchte es das Krankenhaus nicht. Die Organisation Krankenhaus ist nötig, weil erst durch das Zusammenwirken aller im Team eine Systemleistung entsteht, die wiederum das Unternehmen ausmacht.

„Wertschöpfung **zwischen** den Menschen ist, was den Unterschied ausmacht, und ist die Basis von Unternehmen. Dass uns das oftmals nicht bewusst ist oder dass wir es nur selten beobachten können, liegt an den ärmlichen Strukturen unserer Unternehmen, die wertschöpfende Kommunikation eher vermeiden denn fördern." So beschreibt es Organisationsberater Peter Pröll.[119] Wenn also das Zusammenwirken erst das System macht, dann ist das Handeln Einzelner nicht das Problem. Wenn wir Ihnen jetzt gerade die Illusion rauben, dass der Chef an allem schuld ist, dann tut uns das leid. Aber mit diesem Gefühl lägen Sie falsch. Denn auch Ihr Chef ist Teil des Systems, und ohne das System könnte er kein Chef sein. **Er trägt allerdings – und das ist unabdingbar – die Verantwortung für das Initial der Systemveränderung.** Sein oder ihr Wollen für die Veränderung des Systems ist – wie Niels Pfläging es auszudrücken pflegt – durch nichts zu ersetzen.

Die Rahmenbedingungen sind es, die unser Verhalten prägen – und mit dieser These geben wir unsere Verantwortung nicht an der Garderobe ab! Die Rahmenbedingungen, die das Gesundheitssystem prägen, orientieren sich im Zuge der Profitorientierung und Industrialisierung mehr und mehr an den Lehren von Frederick Winslow Taylor aus dem Jahre 1911. Taylor hat letztendlich die Spaltung von Denken („oben") und Handeln („unten") innerhalb von Systemen entwickelt und ist damit der geistige Vater des klassischen Managements. Die „oben" entwickelten Standards wurden ausgerollt und verdichteten das Handeln auf den unteren Ebenen. Prozessorientierte Leserinnen und Leser werden jetzt vielleicht denken: Gut so! Wie sollen wir sonst effizient zusammenarbeiten? Doch sie haben eines übersehen: Die Lehren Taylors wurden in einer Zeit entwickelt, in der die sogenannten Arbeiter ein eher niedriges Bildungsniveau besaßen. Zudem sollte man die Annahme, Menschen mit einem niedrigen Bildungsniveau alles vorgeben zu müssen, sowieso dringend hinterfragen.

Jedenfalls ist die heutige Situation mit der damaligen nicht mehr vergleichbar. Nichtsdestotrotz lebt diese Art, Systeme zu organisieren, hartnäckig fort. Darüber hinaus führt die Trennung von Denken und Handeln dazu, dass Menschen, die sich „unten" befinden, ihr Denken einschränken (Letzteres ist ja nicht gefragt), und sie verhalten sich passiv(er).

Das Gegenteil von Verantwortungsübernahme ist die Folge – was jahrzehntelang kein Problem war, weil gerade das Einhalten von Standards, kontinuierliches Skalieren und Effizienzsteigerung zur Mehrung des Vermögens vieler Unternehmen beigetragen hat. Skalierung ist das Herzstück des Shareholder Value.

> *Die Verantwortung zum Problemlösen liegt woanders.*
>
> Teilnehmerin des 7. „New Work im Krankenhaus"-Meetups

Für das Gesundheitssystem der Zukunft wird eine hybride Logik nötig sein: Unerlässlich sind skalierbare Prozesse im Bereich der Automatisierung, die das Gesundheitspotenzial messbar entlasten. Dinge, über die man nicht nachdenken muss, wo es aus qualitativer Sicht sogar elementar ist, dass es Standards gibt, müssen deutlich effizienter gestaltet werden. Für Prozesse hingegen, die aufgrund ihres Interaktionscharakters Komplexität aufweisen, braucht es autonome Entscheidungskraft. Und diese muss vom System zugelassen werden. Womit wir wieder bei Dr. Janssens und seinem Beispiel wären: Der Arzt oder die Ärztin muss gemeinsam mit den Angehörigen entscheiden, ob ein 95-jähriger Mann noch intubiert werden soll oder nicht. Und diese Entscheidung darf nicht über das ökonomische System präjudiziert sein.

Für die Entscheidung der Frage, ob intubiert wird oder nicht, braucht es wiederum ein strukturiertes Vorgehen, das durch einen standardisierten Leitfaden – einen Therapiebegrenzungsbogen – unterstützt wird. So gehen Standardisierung und autonome Entscheidungskraft Hand in Hand. Und damit das möglich ist, benötigen wir Prinzipien auf der Systemebene, die dieses Verhalten unterstützen.

Die vorgenannten Ausführungen machen auch klar, warum es nicht ausreicht, einfach die gesamte Ärzteschaft zu Führungstrainings zu schicken. Innerhalb eines Systems, das auf Ökonomisierung ausgerichtet bleibt, führt verändertes Führungsverhalten u. U. (aber nur, wenn es gut läuft) zu einem besseren Miteinander, wie das ja auch auf vielen Stationen zu beobachten ist. Das Hamsterrad würde allerdings dasselbe bleiben – und auch die Entscheidung, ob der 95-Jährige intubiert wird oder nicht, würde nur von eher mutigen Führungskräften nach den vom DIVI vorgeschlagenen Maßgaben getroffen.

In hierarchischen Systemen trifft man nicht selten auf Managerinnen und Manager mit einem mechanistischen Menschenbild, auch Theorie X genannt. Wir erläutern kurz, warum das für unser Thema wichtig ist.

Der Psychologe Douglas McGregor hat in seinen Untersuchungen am Massachusetts Institute of Technology bereits 1960 den Zusammenhang zwischen dem eigenen verinnerlichten Menschenbild und der Qualität der Zusammenarbeit mit anderen Menschen formuliert. Er unterschied zwischen zwei Menschenbildern und fasste diese unter Theorie X und Theorie Y zusammen. Nach Theorie X denkende Menschen gehen davon aus, dass man uns extrinsisch belohnen muss, weil wir ohne äußere Anreize keine Motivation haben. Führung muss hier also als Inputgeber und Kontrolleur zugleich agieren. Nach der Theorie Y denkende Menschen gehen hingegen von einer intrinsischen Motivation aus. Sie wollen selber etwas erreichen, und Führung bietet hier nur den optimalen Handlungsrahmen. Jetzt wissen wir aus der modernen Psychologie, dass es extrinsische Motivation nicht gibt. Eine Führungsraft kann ihren Mitarbeiter nicht motivieren. Das kann dieser nur allein. Allerdings kann die Führungskraft Rahmenbedingungen setzen, die sich positiv oder negativ auf die intrinsische Motivation auswirken. Überall dort, wo wir noch die „Führungsaufgabe Mitarbeitermotivation" treffen, ist entweder eine Erkenntnislücke gegeben oder es herrscht nach wie vor ein von der Theorie X Menschenbild vor.

Jetzt treffen im Klinikumfeld nicht selten hoch intrinsisch handelnde Menschen auf Menschen aus der Managementetage, die mit einem Individualbonus-System arbeiten. Die unglückliche Folge: Irgendwo muss man ja das Geld für die Boni – die nur fällig sind, wenn nicht nur die schwarze Null, sondern auch Gewinne erzeugt werden – einsparen. Nun, an der Ausstattung wird in Deutschland selten gespart; wir haben im Vergleich zu anderen Nationen vielerorts ein hervorragendes technisches Equipment. Bleiben eigentlich nur die Mitarbeiterinnen und Mitarbeiter an den Kliniken. Tatsächlich waren Personaleinsparungsmaßnahmen im Klinikbereich das „Zaubermittel" der vergangenen Jahre. Und Gesetze wie das PpuG oder ab 2021 die PpUGV, die tendenziell das Problem erfassen und adressieren, führten in diesem System dazu, dass die Pflegekräfte noch mehr Verwaltungsaufgaben miterledigen müssen, damit diese finanziert sind. Im Ergebnis können die Boni natürlich größer werden.

Sie halten das für eine gewagte These? Es geht uns hier natürlich nicht um Pauschalisierungen, und wir kennen sehr wohl etliche Ausnahmen. Aber da wir über das System an sich sprechen wollen: Wir dürfen nicht verkennen, dass gerade das Gesundheitssystem mit seiner derzeitigen Ausrichtung genau dieses Vorgehen zulässt und manchmal sogar provoziert.

Zu glauben, dass allein der Abbau von Hierarchie, Direktion und Kontrolle und die Einführung von Mitgestaltung zu intrinsisch gesteuerter Selbstverantwortung führt, ist leider ein Trugschluss. Denn viele Menschen haben ihr Verhalten Theorie X entsprechend internalisiert. Daher entspräche es fast schon wieder einer mechanistischen Perspektive, davon auszugehen, dass Menschen ihr Verhalten sofort ändern, sobald sich das Umfeld wandelt. Die oben schon erwähnten Schwierigkeiten beim Veränderungsprozess der Waldkliniken Eisenberg, auf den wir im Folgenden noch häufiger zu sprechen kommen werden, sind hier ein gutes Beispiel und waren eine Herausforderung für alle Beteiligten. Bereits McGregor hatte nach der Entwicklung seines Ansatzes beobachtet, dass

Neues erst erlernt werden muss – auch und gerade ein Demokratisierungsprozess.

2006 entwickelte der Niederländer Joos de Blok die
Utopie, den Beruf der Pflege wieder auf seinen Kern und Sinn
zu fokussieren, und er gründete die Organisation Buurtzorg,
was übersetzt „Nachbarschaftshilfe" bedeutet. Mittlerweile
kümmern sich rund 10.000 Krankenschwestern und Pfleger
sowie 4.000 Sozialarbeiter um ihre Nachbarn – und organisieren sich in Teams selbst. Ihre Tätigkeit wurde im Buurtzorg-
System radikal entbürokratisiert und die Finanzierungslogik
von Grund auf verändert. Buurtzorg hat den Pflegerinnen und
Pflegern den Weg freigeräumt für die Tätigkeit, die für sie den
eigentlichen Sinn ihres Tuns ergibt: Menschen pflegen!

Diese Entwicklung in den Niederlanden wird auch
durch neuere Studien belegt. Das *Wofür*, also die Möglichkeit
der Bildung einer intrinsischen Motivation, hat einen maßgeblichen Einfluss auf die Qualität unseres Arbeitens. Zu diesem
Ergebnis kam u. a. auch eine Studie des Harvard-Wissen-
schaftlers Ryan W. Buell und seiner Kollegen, die bestätigt,
dass die Beantwortung der Frage nach dem *Warum* signifikante Auswirkungen auf die eigene Motivation, das Engagement und die Qualität des Arbeitsergebnisses hat – und damit
in unserem Fall natürlich auch auf die Gesundheit der Menschen, die im Gesundheitssystem arbeiten.

**Das *Wofür* in der Klinik ist das Heilen und Pflegen
von Menschen.** Wir müssen daher zurück zur alten Leitdifferenz krank/gesund. Gepaart mit einem Gesundheitssystem
mit Leitdifferenz gesund/krank, wird die Prävention und
Gesunderhaltung zur maßgeblichen (staatlichen) Aufgabe.

Die Arbeit im Sinne einer grundlegenden Veränderung grundlegenden Veränderung des Gesundheitswesens an sich ist natürlich komplex und verlangt, dass alle Systembeteiligten an einem Strang ziehen und die große Reform entwickeln. Aber dieser Weg ist alternativlos, denn wir brauchen ein gesundheitsorientiertes, resilientes Gesundheitswesen.

118

IV. Das New-Work-Modell für die *Medizin*

New Work basiert auf keinem einheitlich definierten Modellansatz. In der Forschung von Prof. Carsten Schermuly haben sich jedoch drei Ansätze als die relevantesten für Unternehmen herausgestellt: Zum einen das Konzept des psychologischen Empowerments der Mitarbeiter, das auf ein Erleben von Selbstbestimmung, Einfluss, Bedeutsamkeit und Kompetenz abzielt, zum anderen die New Work Charta von Markus Väth, basierend auf den fünf Prinzipien Freiheit, Selbstverantwortung, Sinn, Entwicklung und soziale Verantwortung,[120] und das ursprüngliche New-Work-Verständnis von Frithjof Bergmann.

Da keines der Konzepte explizite Aussagen zur Systemarchitektur – also zum Aufbau der Organisation – trifft, binden wir zusätzlich Kernaussagen des BetaCodex-Modells,[121] einem radikal dezentral organisierten Aufbaumodell von Niels Pfläging, mit in unsere Überlegungen ein.

Unser nachfolgend dargestelltes Konzept umfasst sieben Prinzipien, die Neues Arbeiten in der Medizin prägen sollten. Da es in einem komplexen Umfeld keine Blaupausen geben kann (ansonsten wären wir wieder bei der Linearität, mit der wir ja nicht weiterkommen würden), präsentieren wir hier auch keine. Vielmehr wäre es Aufgabe jeder einzelnen Organisation, diese Prinzipien dialogisch unter Einbeziehung der Mitarbeiterinnen und Mitarbeiter in den Kontext des eigenen Klinikums zu übersetzen.

Des Weiteren werden wir nicht näher auf das Thema Digitalisierung eingehen, weil es dazu hinreichend viele Veröffentlichungen gibt. Und klare Aufforderungen von Seiten des Sachverständigenrates: „Deutschland steht bei der Digitalisierung des Gesundheitssystems weit hinter anderen Ländern zurück. Es zeigt sich ein dringlicher Bedarf an strukturellen, informationstechnologischen, organisatorischen und rechtlichen Verbesserungen im Hinblick auf Fehlerfreiheit und Effizienz in der Versorgung, auf flächendeckende Implementierung des medizinischen Fortschritts einschließlich der Verarbeitung von Informationen sowie auf sektorenübergreifende Kommunikation" (SVR-G 2021: XXIII, Executive Summary Nr. 1).[122] Wir erlauben uns, dieses Thema weitestgehend auszuklammern und unterstellen (mal ganz optimistisch) im Folgenden, dass die spezifischen Digitalisierungspotenziale gezogen werden (müssen). Unser Fokus liegt auf der **Gestaltung** des Systems (Kapitel III) und auf der Interaktion **innerhalb** des Systems (nachfolgend).

Wir unterlegen unsere New-Work-Prinzipen jeweils mit konkreten Beispielen – was möglich ist, weil sich viele Menschen im Gesundheitswesen bereits erfolgreich auf den Weg zu besseren Strukturen gemacht haben. Eines unserer wichtigsten Beispiele ist der Prozess des Klinikneubaus der Waldkliniken Eisenberg (nachfolgend WKE), einem kommunal geführten Klinikum. Als man erkannte, dass das alte Gebäude nicht mehr saniert werden konnte, wurde seitens der Klinikleitung die Entscheidung getroffen, einen partizipativen Prozess zur Errichtung des Neubaus zu starten. Das Team der

WKE hat über 1.200 Vorschläge erarbeitet für „seine neue Klinik" – und diese verwirklicht.

Das in den Medien als „Wunder von Thüringen" bestaunte und hochgelobte Projekt, mittlerweile eines der drei besten Krankenhäuser Deutschlands in der Größe 150 bis 300 Betten (2021)[123], verdankt seinen Erfolg auch dieser gelebten Einbeziehung aller Mitarbeitenden. Aber auch andere Beispiele gelebter Veränderung werden wir im Folgenden aufführen – alles spannende Vorreiter für Neues Arbeiten. Und nun zu den einzelnen Prinzipien.

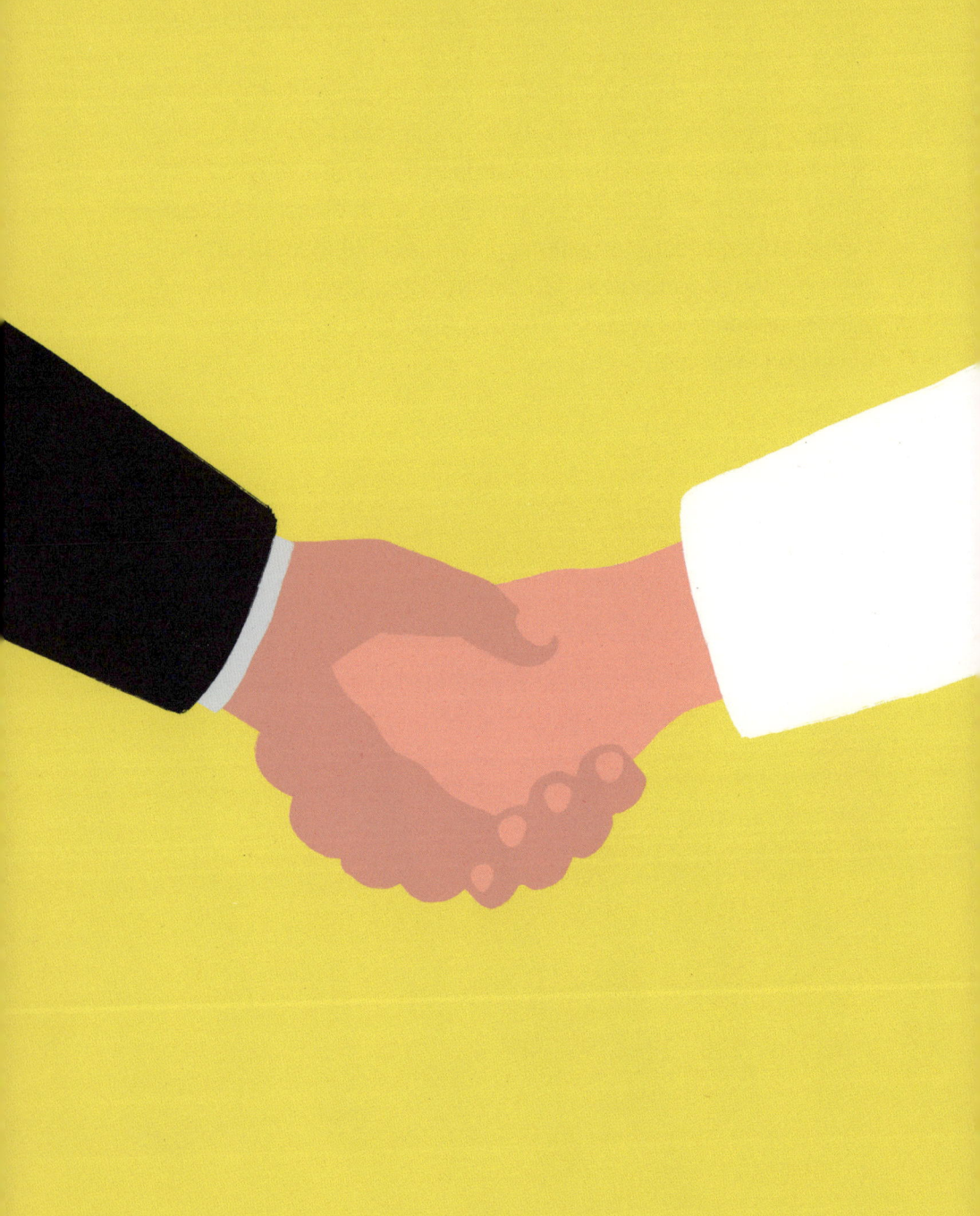

1. Das Prinzip *Selbstverantwortung*

✳ Teams als Selbstorganisationseinheiten

Grundsätzlich ist es zumindest für die Frage der autonomen Teamarbeit unwesentlich, ob ein Krankenhaus nach Stationen oder Patientenpfaden organisiert ist. Das Herzstück der Idee ist vielmehr, dass sich multiprofessionelle Teams rund um den Patienten bilden (Pflege, Medizin, Psychologie, Therapie, Case Management, Sozialdienst usw.), die alle Handlungsprozesse (also alle verbleibenden Prozesse, die künftig nicht automatisiert und digitalisiert sind), autonom steuern. Im Ansatz sind die multiprofessionellen Teams in einigen Geriatrien schon gelebter Alltag. Nach Dr. Friedhelm Caspers, Chefarzt einer Klinik für Akutgeriatrie und Frührehabilitation, ist „Geriatrie immer ein Teamprozess: In der Zusammenarbeit aus Ärzten, Pflege, Physiotherapeuten, Ergotherapeuten, Logopäden, Seelsorge, Sozialarbeit, Ernährungsberatung und Psychologen ermitteln wir individuell, wo genau der Schuh drückt."[124]

123

Ein ebenfalls autonomer Ansatz findet sich in den WKE. Dort hat man eine Unit-Struktur entwickelt, in der sich die Pflegekräfte eigenverantwortlich um die Patienten auf der Station kümmern – mit einem für Deutschland bemerkenswert guten Betreuungsschlüssel. Sie erinnern sich? Wir liegen bei 13:1. In den WKE kümmert sich eine Pflegefachkraft um acht Patienten, also mit einem Schlüssel von 8:1. So werden die Patienten in den Mittelpunkt gestellt. Der dahinterliegende Gedanke soll ein Problem lösen, das nicht unbekannt ist und das viele Kliniken über sogenannte Lotsen zu bearbeiten suchen: Orientierung und Sicherheit für die Patienten herzustellen und sie „durch das System zu lotsen". In den WKE sind die Pflegekräfte selbst die festen Ansprechpartner. Über dieses Unit-Modell werden aber nicht nur verlässliche Verantwortlichkeiten, sondern auch persönliche Beziehungen und vor allem Vertrauen geschaffen. Da wir nun einmal Beziehungswesen sind, ist das ein echter Heilungsfaktor.

Auch aus Sicht der Arbeitszufriedenheit ist dieses Vorgehen von Vorteil. Die Pflegefachkräfte können ihre Patienten ganzheitlicher kennenlernen und pflegen, und sie haben eine strukturiertere Arbeitslogik. *Meine Patienten, meine Termine* und *meine Aufgaben* – so werden sowohl eine erhöhte Identifikation als auch ein erhöhtes Selbstwirksamkeitserleben ermöglicht. Die Teams steuern sich autonom über ein transparent auch für die Patienten einsehbares digitales Teamboard, das nicht nur klassische Patientendaten umfasst, sondern ein holistisches Bild liefert, sodass die Pflegefachkräfte daraus ableiten können, was verändert werden muss. Damit der Fokus auf die Pflegetätigkeit ermöglicht wird, haben die WKE den Aufnahmeprozess von der Stationsbetreuung getrennt. Durch den Einsatz des digitalen Systems Helsi wird auch der Patient aktiv eingebunden und hat die Möglichkeit, autonomer seine Daten zu steuern und von zu Hause aus einzuchecken. In seinem Zimmer oder in seiner Patienten-App findet er den für ihn geplanten Tagesablauf, sodass er sich zwischen den Therapien und Visiten frei bewegen kann und nicht mehr auf dem Zimmer warten muss, falls ein Arzt zur Visite kommt. Das sind nur einige der Lösungen, die im Rahmen des Einbeziehungsprozesses in den WKE entwickelt wurden. Hier durften die Expertinnen und Experten selbst Hand anlegen, um die Ärgernisse zu eliminieren, die das Krankenhaussystem schon lange kennt.[125]

In größeren Kliniken wird es natürlich deutlich komplexer mit der Interaktion in den Teams. Zudem sind die WKE eine Spezialklinik. Aber bevor Sie diesen Ansatz deswegen ad acta legen wollen, gilt es wieder von den **Prinzipien** zu lernen und auf den eigenen Kontext zu übertragen: Die Einbindung kann auch repräsentativ und stationsweise erfolgen. Das Konzept der autonomen Dashboard-Steuerung z. B. stammt von den sogenannten Magnet Hospitals, allesamt große Einrichtungen, wo die Teams auf einen Blick erkennen können, wo es Schwierigkeiten gibt und wo alles gut läuft. Dafür braucht es keine Führungskraft mehr und auch keine mehr dafür, die jeweiligen Ziele zu setzen. Welche Kennzahlen auf dem Board erfasst und welche Zielwerte gebildet werden, entscheiden alle Mitglieder des Teams. Im Ergebnis sind dann Case Mix Index, Liegezeiten, Verweildauern, Sturzraten, aber auch die Verfassung der Patienten etc. transparent und für alle sichtbar auf der Station. Für den Fall der Abweichung von den selbst gesetzten Zielwerten braucht es klare, vorab vereinbarte Prozesse und Rollenzuständigkeiten, die man anwendet, um die Zielwerte wieder zu erreichen.

In Wirtschaftsunternehmen steuern autonome, agile Teams z. B. über Kanban Boards ihren Arbeitsfluss. Hier wird schon seit Jahren der Unterschied deutlich: Im Team autonom gesetzte relative Ziele führen zu hohem Engagement und sozialer Dichte, so heißt es im BetaCodex. Das bedeutet nichts anderes, als dass die Teammitglieder sich wechselseitig Rückmeldung geben, wenn etwas nicht stimmt, und kein „Segen von oben kommen muss". Vom Management ohne Beteiligung der Teams vorgegebene Ziele führen hingegen zu reduziertem Engagement, gerade wenn es kapazitär herausfordernd wird.

Die Krankenhausführung gibt künftig also nur noch den Rahmen vor, die autonomen Teams setzen sich die Kennzahlen und Zielwerte und steuern autonom danach. Wofür es dann noch Führung braucht, wird im Prinzip „Partizipative Hierarchie und hybride Führung" dargestellt.

* *Bürokratie* als Enabler

Durch eine konsequente „Entkomplizierung" wird es auch für die Verwaltung einfacher, die Nutzerinnen und Nutzer ihrer Verwaltungstätigkeit in den Mittelpunkt zu stellen. Und wer sind die Nutzerinnen und Nutzer? In den letzten Jahrzehnten hat sich Verwaltung an vielen Stellen verselbstständigt. Wir erinnern uns an Max Weber und seine treffenden Analysen zur Verselbstständigung und Ausdehnung von Verwaltung. Im Rahmen eines Organisationsentwicklungsprojektes bei einem Maximalversorger wurde beispielsweise von „internen Kunden" gesprochen. Erstaunlicherweise konnten viele der anwesenden Verwaltungsbeschäftigten jedoch nicht die Frage beantworten, wer eigentlich ihre Kunden seien. Wenn man das nicht einordnen kann, fällt kundenzentriertes Agieren logischerweise schwer. Dennoch ist es unerlässlich, dass Verwaltung im Gesundheitswesen nutzer- und nutzenzentriert organisiert wird. Und was für die Wertschöpfung keinen Nutzen bringt, ist nicht wirksam und schlichtweg nicht mehr nötig. In den Niederlanden wurde „die Verwaltung" so im Gebäude positioniert, dass sich der gesamte Patientenstrom zwingend daran vorbeibewegen muss! So lässt sich nicht nur die Frage beantworten, wer die „Kunden" sind. Die Mitarbeitenden können ebenfalls sehr viel unmittelbarer das Wirken ihrer Arbeit wahrnehmen.

Wir nennen das „Industriezeitalter-Inventur". Dieses Aussortieren führt zu einer weiteren „Entkomplizierung". Über die Umstellung auf wirkungsorientiertes und nutzerzentriertes Handeln für Patienten, also auch für das Gesundheitspersonal, entsteht nicht nur eine deutlich höhere Effizienz, sondern auch ein höheres Selbstwirksamkeitserleben aufseiten der Verwaltung. In vielen Kliniken wird nämlich ausdauernd auf die Verwaltung geschimpft – ein wirklich undankbarer Job also, ohne den die Klinik allerdings nicht funktionieren würde. Diese Spaltung zwischen Verwaltung und Nutzerinnen und Nutzern, also den Patienten und dem medizinischen Personal, ist Teil der alltäglichen Frustration auf beiden Seiten, die über eine Umstrukturierung in der Verwaltung aufgelöst werden kann. Eine gezielte Nutzung von Design-Thinking-Methoden stellt die Bedürfnisse ihrer „Nutzenden" (also der Patienten, Führungskräfte, Mitarbeiter, Partner, Bewerber …) in den Mittelpunkt, und gemeinsam strukturiert und ermittelt man den Bedarf, entwirft innovative Lösungen und berät die Nutzenden. Gepaart mit einer maximalen Effizienz in Automatisierungsprozessen ergibt sich zusätzliche wertvolle Zeit für eine nutzerzentrierte Beratung. Der Paradigmenwechsel lautet: von „Je mehr Verwaltung, umso bedeutsamer der Bereich" hin zu „Je einfacher und funktionaler die Verwaltung, umso bedeutsamer ist sie als Enabler".

Kommen wir nun zur Budgetautorität für die Teams. Auch hier können wir aus der Wirtschaft lernen. Die Zentralisierungsmechanismen tayloristischer Systeme haben an vielen Stellen auch zu budgetären Fehlsteuerungen geführt. Wenn eine Station oder ein Verwaltungsbereich ein Unternehmen wäre, dann könnten die Verantwortlichen dort deutlich vernünftiger haushalten, um gut über die Runden zu kommen. Insofern müssen wir uns damit auseinandersetzen, wie eine nutzenorientierte Bottom-up-Top-down-Budgetplanungsiteration gelingen kann. Denn top-down sollte nur noch der grundsätzlich wirtschaftliche Rahmen vorgegeben werden. Das geht im Krankenhaus nicht, weil ...? Doch, es geht sehr wohl überall dort, wo man bereit ist, gut ausgebildeten Menschen jenseits der Hierarchie Verantwortung zu übertragen. Um die jährliche Dezemberhektik beim Ergattern noch vorhandener Töpfe zu vermeiden, sollte es Innovations- und Budgetrunden geben, die einberufen werden können, um eine Innovation vorzustellen und für diese um wirtschaftliche Unterstützung bei der Klinikleitung zu werben. Darüber hinaus braucht es für das Case-Management eine budgetäre Entscheidungsbandbreite, damit keine zusätzliche Bürokratie aufgebaut wird.

Im bereits 2014 veröffentlichten „Manifest für ein Neues Arbeiten", entstanden unter Beteiligung von Microsoft, fordern Wissensarbeiterinnen und -arbeiter ein projektbezogenes Schaffen in virtuellen Teams – unabhängig von Orten und Zeitzonen –, die sich ohne festen Chef (der wird programmatisch abgelehnt) selbst organisieren. „Künstliche Hierarchien" sollen ebenfalls abgelehnt und durch Strukturen ersetzt werden, „in denen wir vertrauensvoll, frei und produktiv kommunizieren können". Inkludiert ist das „Recht auf selbstbestimmte Freizeit", die das Gegenstück zu einer hohen Selbstverantwortung bildet. „Wir freuen uns auf das, was uns erwartet, wenn wir Grenzen überschreiten, neue Räume schaffen und der Angst vor Unbekanntem mit Mut und Vertrauen in unsere eigenen Fähigkeiten begegnen." Das ist doch mal eine selbstbewusste Ansage!

Und da Kliniken, insbesondere die Universitätskliniken, in hohem Maße auf hervorragende Wissensarbeiterinnen und -arbeiter angewiesen sind, sollten sie sich gut überlegen, ob sie wirklich an den alten, bürokratieorientierten Arbeitsweisen festhalten wollen. Die Umstrukturierung in der Verwaltung ist keine Einbahnstraße à la „Die müssen agiler werden und sich entbürokratisieren".

Hochqualifizierte Wissensarbeiterinnen und Wissensarbeiter wollen „keine 9to5-Jobs machen, aber auch nicht solche, bei denen wir unsere Lebenspartner und Kinder nicht zu Gesicht bekommen". Die Demokratisierung von Arbeit wird sich auch und gerade im Bereich der Wissensarbeit nicht aufhalten lassen.

Die Klinikleitung muss in Vorleistung treten und Teams die Möglichkeit geben, selbstgesteuert zu agieren. Hier brauchen wir keine Chefs, sondern Vertrauen.

Mehr Vertrauen, autonomes Arbeiten und der gezielte Einsatz nutzer- und nutzenzentrierter Methoden führt im Ergebnis dazu, dass die Agilisierung der Verwaltung gezielt den Nutzern, dem medizinischen Personal, zugutekommt.

∗ *Arbeitsflexibilisierung* und Steuerungsautonomie

Was für die Verwaltung gilt, sollte für das medizinische Personal ebenso gelten. Wenn Sie sich jetzt gerade gedanklich mal wieder bei einem „Das geht bei uns nun wirklich nicht, weil ..." ertappen, dann starten wir direkt mit einem Beispiel, das zeigt, wie es sehr wohl gehen kann. In den Kliniken Südostbayern hat der Einsatz einer Dienstplanungs-App dazu geführt, dass mehr als 80 Prozent der Dienstpläne selbstständig und ohne weitere Unterstützung durch die Teams erstellt werden konnten. Dort muss man nicht mehr zum Vorgesetzten oder zur Planerin gehen, um seine Schicht zu tauschen. Das erledigt sich im Team deutlich niedrigschwelliger und selbstbestimmter und spart zusätzliche Verwaltungskapazität. Das setzt aber voraus, dass auch die Personalvertretung umdenkt. Denn auch diese kontrolliert die Dienstpläne, was also wieder eine externale Kontrolle bedeutet. Wie sieht denn eine neue Gestaltung der Mitbestimmung aus, die Autonomie und Selbstbestimmung der Teams erhöht?

Im Deutschen Herzzentrum Berlin wird ein digitales Pflege-Dashboard zur Personaleinsatzplanung eingesetzt. Es misst – laut Aussage des Pflegedirektors Sebastian Dienst – in Echtzeit, wie viele Pflegende auf jeder Station wie viele Patienten und Patientinnen betreuen, und stellt die Ist- und Soll-Werte in verständlichen Diagrammen einander gegenüber. Bei drohenden Engpässen kann auf einen Pool an zusätzlichen Pflegekräften zurückgegriffen werden. „Unser Pflege-Dashboard besprechen wir mit den Mitarbeitenden und zeigen ihnen die Auswertungen. Das erzeugt Vertrauen und stärkt die Bereitschaft, mitzuziehen", so Dienst. So konnten Fluktuation und Krankenstand gesenkt werden. Bemerkenswert ist aus unserer Sicht auch die dort geschaffene Transparenz für die Betreuungsquoten.

Auch hier gehen die WKE andere Wege. Über einen Jahresdienstplan entsteht Planungssicherheit, etwas, das von der Pflege bezüglich der Vereinbarkeit von Familie und Beruf schon lange gefordert wird.

Zur Arbeitsflexibilisierung gehört natürlich auch das hybride Arbeiten. Es gibt letztendlich keinen sachlichen Grund, den Angestellten in den Verwaltungsbereichen regelmäßige Homeoffice-Tage zu verweigern. Die Fragmentierung der Arbeit in den Büros führt nämlich dazu, dass wir bis zu 30 Prozent unserer Produktivität verlieren. Das kann im Homeoffice nur besser werden. Auch für Ärztinnen und Ärzte sowie das Pflegepersonal gibt es Einsatzmöglichkeiten im Homeoffice. Für Radiologen wird es ja schon praktiziert, aber auch andere konzentrationsbedürftige Tätigkeiten, die keine Präsenz erfordern, können flexibel im Homeoffice erbracht werden. Konzentriertes Arbeiten für eine Dauer von mindestens einer Stunde senkt den eigenen Stresslevel und ist selbst abends noch mittels des Cortisolspiegels messbar. In einem Ärztezimmer hingegen wird man sich wohl kaum auch nur für eine Stunde ohne Unterbrechung konzentrieren können. Abgesehen davon entfallen Arbeitswege, die Selbstbestimmung bezüglich der Gestaltung des Tages steigt und die Menge der erledigten Aufgaben ebenfalls. Ganz wesentlich sind hier zwei Gedanken. Es handelt sich um einen iterativen Prozess, der intern oder extern begleitet werden sollte. Und: Dieser Dialog im Rahmen von Design Thinking hat auch eine „heilende" Wirkung, da wir uns von der wechselseitigen Abwertung weg und hin zur Kooperation bewegen.

✳ *Prototypische* **Ansatzpunkte** 131

- Auswahl von Pilotteams, die eine multiprofessionelle Teamstruktur als Prototyp entwickeln,

- Ermittlung durch die Teams, was sie künftig fachlich und prozessual selbst steuern wollen, welche Flexibilisierungspotenziale möglich sind, wie sie konkret ihre Autonomie stärken können und was sie dafür brauchen,

- Ermöglichung von Homeoffice-Strukturen für alle Berufsgruppen,

- Einbeziehung der Führungskräfte, der Mitarbeitervertretung, der Klinikleitung und Personen aus anderen Kliniken, die derartige Prozesse bereits vollzogen haben, um von ihnen zu lernen,

- Umsetzung und gemeinsame Auswertung der Veränderungen,

- Bildung von Design-Thinking-Teams in der Verwaltung, die mit den Patienten, aber auch dem Gesundheits-personal den Prozess durchlaufen und alle auftreten-den Redundanzen eliminieren können.

133

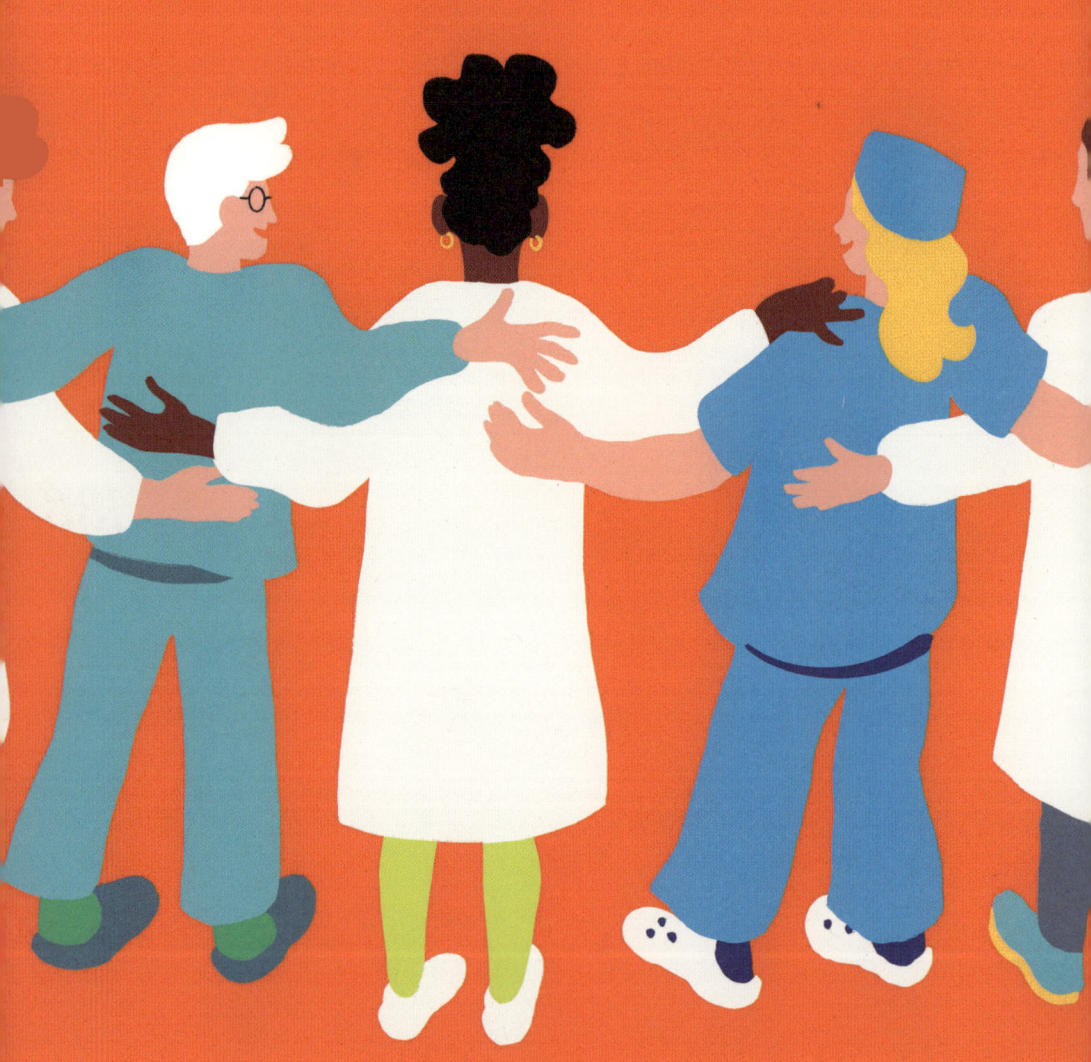

2. Das Prinzip *Kooperation der Professionen*

* Multiprofessionelle Teams in Zellstrukturen

Multiprofessionelle Teams verstehen Krankenversorgung als System- und Teamleistung und arbeiten synergetisch an einem gemeinsamen Patienten-Outcome. Diese Teams steuern sich auch selbst in ihren Ressourcen, und die Teamleitung hat nicht automatisch ein Angehöriger der Ärzteschaft, sondern diejenige Person, die dafür am besten geeignet ist. Dazu äußern wir uns später beim Thema „Führung" noch genauer. Multiprofessionalität bedeutet auf **emotionaler Ebene**: Kooperation auf Augenhöhe, einen wechselseitigen Respekt für den jeweiligen Beitrag der Professionen zur erfolgreichen Behandlung der Patienten und auf fachlicher Ebene ein synergetisches fachliches Zusammenwirken als Systemleistung in Bezug auf ein miteinander geteiltes Ziel: Heilung und Versorgung. Wir sprechen von einer gleichwertigen Professionsrelevanz!

Wie eine internationale Studie zeigt, ist eine gute Teamarbeit zwischen Ärzten und Pflegenden ein protektiver Faktor für die Gesundheit des medizinischen Personals im Krankenhaus. Wird hingegen noch in der alten „Hackordnung" gearbeitet, korreliert das mit geringer Arbeitszufriedenheit, Berufsaufgabe und Burnout. „In unserer Studie schätzen die Befragten die interprofessionelle Zusammenarbeit an deutschen Krankenhäusern als eher gering ein", berichtet Dr. med. Kevin Schulte, Co-Autor der BGW Studie 2017. Interessant sei, dass Pflegende diese noch häufiger als gering bewerteten als Ärzte.[126]

Die Forschung zu multiprofessionellem und interdisziplinärem Arbeiten hat ebenfalls hinreichend ermittelt, dass Teamarbeit auch durchweg bessere Ergebnisse erzielt. Um aus dem Loop – in dem die Wirksamkeit der neuen Strukturen immer wieder hinterfragt wird, um das alte System zu stabilisieren – zu entkommen, braucht es allerdings eine klare Aussage seitens der Klinikleitung, einen transparent durchgeführten Umbau der Arbeitsstrukturen und eine sichtbare Unterstützung des Teamprozesses. Die neuen Arbeitsstrukturen sollten aber nicht – denn das entspräche dem alten System – von „oben" vorgegeben werden, sondern partizipativ entwickelt werden. Die Expertinnen und Experten für die medizinische und pflegende Wertschöpfung – also das Gesundheitspersonal – müssen die Möglichkeit bekommen, die zukünftige Teamstruktur zu entwickeln. Wer also an dieser Stelle auf ein Patentrezept gehofft hat, den müssen wir enttäuschen. Lineare Lösungen führen nicht zur Systemveränderung. Vielmehr braucht es Prinzipien, die Sie, liebe Leserinnen und Leser, bitte mitnehmen aus diesem Buch. Und das Prinzip lautet: partizipative Entwicklung multiprofessioneller Teamstrukturen.

Das setzt voraus, dass der Fokus nicht mehr auf „höheren" und „niedrigeren" Tätigkeiten liegt, sondern auf einer souveränen Anerkennung der jeweiligen Leistungsbeiträge (so unterschiedlich berufsqualifiziert sie auch sein mögen) und einer grundsätzlichen Anerkennung der anderen Professionen. Das ist eine Frage der Haltung und des Respekts, und auch das gehört in den Dialog des Teamprozesses.

Zielstellung ist es, hochqualifizierte Teams auf- und auszubauen, in denen unterschiedliche Professionen jeweils in ihrem Gebiet kompetent synergetisch agieren und den gemeinsamen Fokus auf die Heilung und Versorgung der Patienten legen. So wie OP-Teams den Ablauf miteinander trainieren, sollte auch Teaminteraktion in multiprofessionellen Teams trainiert werden – wenn möglich, ergänzt durch den Erfahrungsaustausch mit Teams, die das bereits aktiv praktizieren.

✳ Reputationsführung

Wenn die Steuerung künftig stärker durch selbstorganisierte Teams durchgeführt wird, wofür brauchen wir dann eigentlich noch Führung im System? Zuerst müssen wir unterscheiden zwischen den formalen Anforderungen, die eine Klinikorganisation zu erfüllen hat: Hier geht es auch um haftungsrechtliche Entscheidungen. Im BetaCodex-Modell von Niels Pfläging nennt sich das Compliance-Führung. Diese ist auch weiterhin überall dort nötig, wo es die Governance erfordert. Hier darf aber parallel nicht auch die Führung verortet sein. Denn wo hierarchische Macht ausgeübt wird, kann wiederum keine Führung stattfinden, so wie wir sie verstehen.

Führung ist vielmehr von der Person zu trennen und eine Rolle, die es einzunehmen gilt. In den Teams selbst muss diese Rolle also nicht mehr entlang der fachlichen Hierarchie aufgebaut werden. Somit kann eine Pflegefachkraft ein Team führen, in dem auch Oberärzte agieren. Auch Konzepte von Shared Leadership sind in dieser Dreiteilung leichter umzusetzen. Da die Medizin immer weiblicher wird,[127] braucht es Shared-Leadership-Ansätze, um eine (Führungs-)Tätigkeit in der Klinik für die Top-Ärztinnen attraktiv zu machen.

Unabhängig davon ist die dritte Form, die fachliche Führung – diejenige, die rein fachliche Entscheidungen trifft. Der Diagnosevorbehalt der ärztlichen Profession erzeugt bereits per se eine medizinische Entscheidungshierarchie. Und diese hat fachliche und haftungsrechtliche Hintergründe, sodass eine Expertenhierarchie von der Professorin bis zum Weiterbildungsassistenten auch innerhalb der Ärzteschaft erhalten bleibt. Das bedeutet aber eben nicht Führung, sondern medizinische Entscheidung(en). Gleiches gilt für die Pflege innerhalb ihrer Profession. Die unterschiedlichen Qualifikationsniveaus der Pflege(fach)berufe führen ebenfalls zu einer Fachentscheidungshierarchie. Über die Vorbehaltsaufgaben sollte und muss diese auch gegenüber der Ärzteschaft gelten. Um es hier zusammenzufassen: Es wird also künftig im Rahmen der Compliance formal geführt, fachliche Entscheidungen werden durch die Fachprofessionen getroffen, und die eigentliche Führung als interaktiver Beziehungsprozess findet in den Teams statt und ist nicht automatisch fachhierarchisch besetzt. Zwischen diesen drei Formen gibt es eine Asymmetrie, wenn man das so nennen will, eine Art von Vorranghierarchie: Die Compliance-Führung bildet den großen Rahmen, in dem gehandelt wird. Im operativen Alltag fallen die fachlichen Entscheidungen je nach Profession, unter Berücksichtigung der sich aus dem Diagnosevorbehalt bzw. den Vorbehaltsaufgaben ergebenden Reihenfolge. Die eigentliche Führung in den Teams gestaltet dann die Interaktion. Und damit die Teams gut kooperieren können, ist es relevant, auch räumliche und digitale Strukturen anzupassen. Nach Profession sowie nach Rang getrennte Zimmer oder Datenablage jedoch behindern die Kooperation.

Die konkrete Ausformung von multiprofessionellen Teams mit dieser Dreiteilung von Steuerung und Führung ist

als Gedankenansatz zu verstehen, der in den jeweiligen Kliniken operationalisiert werden muss. Über dieser Lektüre wird
nun der eine Oberarzt oder die andere Chefärztin zusammen-
zucken und sich über die Perspektive ärgern, auf einen Schlag
hart erarbeitete Positionsprivilegien zu verlieren. Sind sie als
aktuelle Positionsinhaber doch auch durch eine harte Schule
gegangen und mussten sich ihre Privilegien hart erarbeiten.
Das Prinzip „Da musste ich auch durch!" sorgt in vielen mechanistischen Führungssystemen denn auch für den Erhalt alter
Strukturen. Also, wenn Sie sich gerade bei diesem Gedanken
ertappen, dann schlagen wir vor, dass Sie in Ruhe überlegen,
welche Vorteile für Ihre eigene Rolle, Ihre eigene berufliche
Zufriedenheit, die Beschäftigten und die Patienten durch die
neuen Strukturen entstehen könnten. Aller Wahrscheinlichkeit
nach werden Sie dann zu einer positiveren Einschätzung kommen.

✳ *Psychologische Sicherheit* und Fehlerkultur

Amy Edmondson hat über 40 Jahre an der Harvard
University erforscht, wann Teams im Umgang mit Fehlern lernen und Hochleistungen bringen. Das Fazit ihrer Forschung:
Psychologisch sichere Organisationen haben einen messbar
höheren Innovations- und Lerngrad und gehen sehr transparent mit Fehlern um. Edmondson startete ihre Forschung im
Klinikumfeld und untersuchte, wann dort Fehler offen einge-
standen werden und wann nicht. Überraschenderweise fand
sie zunächst heraus, dass ein offener Umgang mit Fehlern zu
einer Erhöhung der Fehlerquote führte. Bis deutlich wurde,
dass die Sicherheit im Team die Mitglieder dazu veranlasste,

ihre Fehler überhaupt erst zu offenbaren, während bei niedriger psychologischer Sicherheit im klinischen Umfeld die Fehler deutlich häufiger vertuscht wurden.[128] Als sie ihre Untersuchungen vertiefte, wurde deutlich, dass psychologische Sicherheit auf Team- oder Gruppenebene angesiedelt ist. Das gleiche Phänomen zeigt sich beim Thema Sturzprophylaxe. Auch wurden zunächst mehr Stürze gemeldet. In linearer Logik hätte dies zu dem Rückschluss führen müssen, dass Sturzprophylaxe zu vermehrten Stürzen führt. Alles andere wäre kontraintuitiv gewesen. Über die Prophylaxe kam es jedoch schlicht zu einer Fokussierung auf das Thema und damit zu einer erhöhten Wahrnehmung und systematischen Dokumentation der Stürze. Nur so können strukturelle Verbesserungen abgeleitet werden.

Da psychologische Sicherheit auf Teamebene angesiedelt ist, kann es durchaus sein, dass ein und dasselbe Krankenhaus Teams und Abteilungen mit hoher psychologischer Sicherheit hat und solche mit niedriger psychologischer Sicherheit. Es ist anzunehmen, dass Teams, die erfolgreich multiprofessionell zusammenarbeiten, eine hohe psychologische Sicherheit aufweisen, in der es möglich ist, dass eine Pflegekraft auch die Aussage eines Arztes kritisch hinterfragen darf. Dort, wo das gelebt wird, gibt es offenbar eine gemeinsame Ausrichtung auf das bestmögliche Ergebnis für die Patienten, und die Vorurteile gegenüber den anderen Professionen wurden zugunsten einer patientenzentrierten Zusammenarbeit aufgegeben.

Dr. Ruth Hecker, Vorsitzende des Aktionsbündnisses Patientensicherheit, spricht nicht von einer Fehler-, sondern von einer Sicherheitskultur, „in der es normal ist, Fehler einzugestehen und auf dieser Grundlage konstruktiv nach Lösungen zu suchen. Dazu gehört auch, Hilfe bei psychischen Belastungen anzubieten beziehungsweise in Anspruch zu nehmen. Das gilt aufgrund der besonderen Verantwortung ganz besonders für medizinische Fachkräfte."

Second Victim, zweites Opfer, lautet der Fachbegriff für traumatische Belastungsfolgen beim Gesundheitspersonal, was nicht selten zu Belastungsstörungen, weiteren Fehlern und kritischen Situationen führt, in denen die medizinische Behandlung den Patienten schädigen kann. „Second Victims brauchen Hilfe, um das Vertrauen in die eigenen Fähigkeiten, die Berufszufriedenheit bis hin zur eigenen Lebensqualität zu erhalten", so Prof. Dr. Reinhard Strametz, der sich intensiv mit diesem Thema auseinandersetzt. Die Implementierung von Hilfsprogrammen und Kriseninterventionen zur Verminderung der Effekte von Second-Victim-Traumatisierungen schützt das Gesundheitspersonal und erhöht die Patientensicherheit. Darüber hinaus ist allein das Bestehen solcher Programme ein deutliches Zeichen für das Akzeptieren der Tatsache, dass Fehler passieren und dass deren Eingeständnis ein Zeichen von Stärke ist und nicht vertuscht werden muss. Diese Programme erhöhen die psychologische Sicherheit.

Das allein ist aber nicht ausreichend. Psychologische Sicherheit ist auch ein Thema für Führung. Amy Edmondson beschreibt in ihrem Buch den Fall einer jungen Krankenschwester in den USA mit einer frisch abgelegten Weiterbildung zur Intensivpflegekraft für Neugeborene, die in der 27. Schwangerschaftswoche geborene Zwillinge zu betreuen hatte. Sie hatte in ihrer Weiterbildung gelernt, dass die Vergabe eines bestimmten Medikamentes für die Reifung der Lungen überlebensrelevant sein konnte. Aber der erfahrene Arzt, dem sie zugeteilt war, verschrieb dieses Medikament nicht. Sie wollte ihn daran erinnern, allerdings kam ihr eine Szene eine Woche zuvor in den

Sinn, in der dieser Arzt eine Pflegekraft vor dem versammelten Team beschimpft hatte, weil sie seine Anweisungen hinterfragte. Und so unterließ sie es, ihn zu fragen, was in diesem Fall glücklicherweise keinen Schaden verursacht hat. Die häufig nicht bewusste Abwägung, die wir oftmals auf unwillkürlicher Ebene treffen, die Entscheidung, ob wir Dinge hinterfragen oder Fehler eingestehen dürfen, wird also auch durch das Führungsverhalten beeinflusst. Jetzt könnte man natürlich sagen: „Christina sollte schon ein bisschen robuster werden, wenn sie in dem Job arbeiten will!" und das Thema damit abtun. Man könnte aber auch genauso gut sagen: „Der Arzt sollte wissen, dass er durch seine Kommunikation und Interaktion die psychologische Sicherheit im Team beeinflusst." Letzteres führt zu einer Verbesserung der Situation – nämlich zur Weiterentwicklung der eigenen Führungskompetenzen und damit im Ergebnis zu einer anderen Fehlerkultur.

Ein weiterer Aspekt ist im Kontext der psychologischen Sicherheit ebenfalls relevant: das Lernen und das Erreichen von Zielen. Edmondson konnte nachweisen, dass sich sowohl das Lernverhalten als auch die Leistung von Teams analog zur psychologischen Sicherheit verhielten.[129] Da kommt also allerhand zusammen. Es lohnt sich offensichtlich, in psychologische Sicherheit zu investieren. Das sollte daher Teil der Teamtrainings sein.

✳ *Prototypische* **Ansatzpunkte**

- Arbeit mit Pilotteams, die sich offen über die emotionalen und professionsbezogenen Herausforderungen multiprofessioneller Teamarbeit auseinandersetzen,

- Entwicklung von Zielbildern auf der emotionalen Ebene, wie Arbeiten auf Augenhöhe aussehen kann,

- Einbindung von Mitgliedern aus anderen Teams, die bereits erfolgreich multiprofessionell und professions-egalitär arbeiten,

- Messung der psychologischen Sicherheit im Team,[130]

- Besprechung der Faktoren, die die psychologische Sicherheit im Team stärken können.

Artikel 5 III GG

Kunst und
Wissenschaft,
Forschung und
Lehre sind frei

UND ZWAR
FÜR ALLE!

3. Das Prinzip der *partizipativen Hierarchie* und der hybriden Führung

∗ Modell der partizipativen Hierarchie

Wir hatten ja bereits ausgeführt, dass es im Neuen Arbeiten mehrere Arten von Führung gibt. Auf der formalen Compliance-Ebene werden Krankenhäuser aller Voraussicht nach auch künftig hierarchisch strukturiert sein. Die Zukunftsstudien „Gute Führung" und „Arbeit 4.0" von nextpractice – dem bedauerlicherweise früh verstorbenen Prof. Dr. Peter Kruse und seinem Team – weisen die Veränderungen und künftigen Anforderungen an Führung nach: mehr Vernetzung, mehr Kooperation, mehr iterative Agilität und solidarische Integration.[131] Das bedeutet, dass sich auch Hierarchien im Krankenhausumfeld öffnen müssen für Partizipation. Das ändert sich auch nicht über die Einführung möglichst autonom agierender multiprofessioneller Teams. Denn diese agieren auf einer anderen Ebene. Wir brauchen eine wechselseitige Durchlässigkeit nach oben in die Organisation, die eine Mitgestaltung an den grundlegenden Entscheidungen ermöglicht.

Wir schlagen dafür eine partizipative Hierarchie vor. In diesem Modell bleibt die Struktur pyramidal, allerdings wird ein maximales Maß an Eigenverantwortung in den multiprofessionellen Teams ermöglicht. Je nach Bereich ist das Maß skalierbar, sodass keine „One size fits all"-Lösung entsteht, sondern sich skalierbare Lösungen für die unterschiedlichen Bereiche ergeben. Das ist insbesondere für Universitätskliniken sehr relevant, die in der Dreiteilung Forschung, Lehre, Versorgung agieren – also in drei Bereichen mit sehr unterschiedlichen Wertschöpfungsabläufen. Die Implementierung von systematischen Rückmeldestrukturen in der Hierarchie ist hier ein wesentlicher Baustein für die lernende Veränderung des Krankenhaussystems.

Auch hier gibt es ein – zugegebenermaßen ungewöhnliches – Beispiel, wie Partizipation gelebt werden kann. In den Waldkliniken Eisenberg (WKE) wurde im Rahmen des Neubaus der Klinik seitens der Führung über zehn Jahre hinweg eine breite Mitbestimmung ermöglicht. Teams aus Ärzteschaft, Pflege und Service besuchten innovative Krankenhäuser in Deutschland und dem benachbarten Ausland, sammelten dort Eindrücke und Anregungen, um diese in die Planung des Neubaus einfließen zu lassen. Natürlich wurde der Neubau von einem Architekten konzipiert – aber „geplant und mit Herzblut gefüllt" haben ihn die Beschäftigten der WKE. Hierzu wurde schon früh eine erste Vision entwickelt: „Die zweite Grundannahme, die uns leitete, war die tiefe Überzeugung, dass partizipative Herangehensweisen bessere Ergebnisse, höhere Identifikation, mehr Verbindlichkeit und Akzeptanz sowie mehr Zufriedenheit ergeben würden als andere, noch so gute Konzepte: Im Zweifelsfall lieber zweitbeste Ergebnisse, aber von allen getragen, als eine Top-Konzeption, die in Schubladen verstaubt",[132] so der Diplom-Psychologe Knut Hüneke, Projekt- und Prozessmanager

> *Wir haben geschult, Führung trainiert und uns sehr viel auseinandergesetzt. Diese radikale Form der Einbeziehung hat nicht bei allen dazu geführt, dass sie die angebotene Verantwortung auch angenommen haben.*
>
> David-Ruben Thies

der WKE über die Herangehensweise, für die man sich entschieden hatte.

Im Prozess der WKE wird deutlich, dass wir es mit einem Demokratisierungsprozess zu tun haben, der nicht nur über in Führungstrainings gesammelte Erkenntnisse und faktische Mitgestaltungsmöglichkeiten „automatisch" erfolgreich wird. Offensichtlich braucht es zusätzlich Zeit, die den Aufbau einer ausreichenden psychologischen Sicherheit ermöglicht.

* Positive *Führung*

In New Work liegt der Fokus in der Führung künftig auf dem Enabling für exzellente Ergebnisse und nicht mehr auf Über- und Unterordnung. Karriere bemisst sich in diesem Kontext nicht mehr danach, wie viele Menschen einer Führungskraft „unterstellt" sind, sondern welche fachlichen Entscheidungsräume die Führungskräfte aufgrund ihrer Fach- und Führungskompetenz bekommen und welche Forschungs-, Lehr- oder Versorgungsleistungen das Team erbringt.

In einigen Kliniken steht in den Strategien das Ziel niedergeschrieben, künftig transformational führen zu wollen. Aus unserer Sicht braucht es dafür in einer Expertinnen- und Expertenorganisation eine evidenzbasierte Herleitung, die in einen systematisch entwickelbaren Führungsstil mündet. Diese Evidenzbasis findet sich in der positiven Psychologie. Das daraus seit Ende der 1990er-Jahre abgeleitete Positive Führen hat u. a. die zwei Kernziele Exzellenz und Leistungsanspruch. Entgegen der u. U. auch bei Ihnen entstandenen Assoziation von „positiv = soft und esoterisch" behebt dieser Führungsstil auf robuste Weise sehr elementare Probleme in der Organisation, wozu beispielsweise mangelnde Bindung und daraus resultierende Fluktuation gehören. Wie bereits erwähnt, liegen wir branchenübergreifend in Deutschland bei derzeit 17 Prozent emotionaler Bindung an den Arbeitgeber, und aktuell ist mit einer starken Fluktuationswelle zu rechnen, die nicht nur die Pflegefachkräfte betrifft, sondern auch viele weitere hochqualifizierte Tätigkeiten. Stress, starke Belastung und hohe Krankenquoten, aber auch Silostrukturen und Feindbildführung, die Kooperationen erschweren, können über Positives Führen aufgelöst werden.

„Ned gschimpft isch globt gnua" wird zwar den Schwaben zugeordnet, könnte aber, wenn wir es ehrlich betrachten, ein gesamtdeutscher Grundsatz sein. Und diese Haltung taugt nicht fürs gute Führen. „Erst die Arbeit, dann das Vergnügen" gibt es im Neuen Arbeiten ebenfalls nicht mehr. Im Gegenteil. Die Sinnorientierung ist ja gerade die Grundlage für Lust und Zufriedenheit bei der Arbeit. Nachweislich sorgt eine stärkenorientierte Führung nicht nur für bessere Ergebnisse, sondern auch für zufriedenere Menschen.[133] Der Management-Vordenker Peter Drucker proklamierte bereits in den 1950er-Jahren, dass „Stärken nutzbar zu machen der einzige Zweck einer Organisation sei". Dieser Satz ist heute aktueller denn je.

Interessanterweise gibt es ein Wechselverhältnis in der Führungsbeziehung. Prof. Dr. Dirk van Dierendonck und Maria Dijkstra wiesen 2012 nach, dass psychologisches Empowerment, also das Ermöglichen des Erlebens von Bedeutsamkeit, Kompetenz, Selbstbestimmung und Einfluss der Mitarbeitenden, wiederum den Führungsstil ihrer Führungskräfte beeinflusst. Je mehr Empowerment die Beschäftigten erlebten, desto eher praktizierten die Führungskräfte später den am Empowerment orientierten Führungsstil. Besonders wichtig waren die Dimensionen Selbstbestimmung und Einfluss. Je mehr die Mitarbeitenden davon erlebten und zeigten, desto orientierter am Empowerment wurden sie geführt.[134]

Teamarbeit in Forschung und Lehre

Drei Aspekte (aus vielen) wollen wir aus New-Work-Perspektive für Forschung und Lehre herausheben.

Erstens: Ob – wie in den angelsächsischen Ländern – eine Department-Organisation genutzt wird oder deutsche Alternativen gefunden werden, ist unwesentlich. Das Ergebnis muss stimmen: Deutsche Forschung und Lehre muss sich partizipativer aufstellen, um international wettbewerbsfähig zu bleiben. Die Demokratisierung von Arbeit findet ja nicht nur in Deutschland statt, sodass die nachfolgenden Generationen insgesamt andere Ansprüche an Arbeit haben werden. Der Generation Z wird eine hohe Autonomie- und gleichzeitige Sicherheitsorientierung zugesprochen. Übersetzt heißt das für das Forschungssystem: sichere Beschäftigungsverhältnisse bei gleichzeitig hoher Forschungsfreiheit. Ein gutes Beispiel findet sich bei Biontech, die mit Katalin Karikó eine international renommierte Spitzenforscherin dafür gewinnen konnten, ab 2013 mit dem Mainzer Biontech-Team zu forschen.

Zweitens: Freiheit in Forschung und Lehre umfasst nicht die Freiheit, mit Menschen nach eigenem Gutdünken zu verfahren. Auch bei der Auswahl für die begehrten Lehrstühle müssen soziale Komponenten eine größere Rolle spielen. Und für die Top-Wissenschaftler und -Wissenschaftlerinnen, deren soziale Kompetenzen für eine Führungsposition in der Wissenschaft – sagen wir es mal offen – nicht ausreichen, müssen adäquate und attraktive Fachkarrieremöglichkeiten geschaffen werden. Auch hier können wir eine Trennung von Reputationsführung und Führung ermöglichen, die für alle entlastend wäre. Das entspräche sowieso dem bereits diskutierten

Ansatz, Spitzenforscherinnen und -Forscher von Lehrverpflichtungen und Bürokratie zu entlasten. Derzeit sind an den meisten deutschen Universitäten neun Semesterwochenstunden Lehre Pflicht. „Aber die besten Forscher sind nicht unbedingt die besten Lehrer", so Ludger Wößmann, Leiter des Zentrums für Bildungsökonomik des Münchner Ifo-Instituts.

Drittens: Auch jenseits der künftig dann kooperativ aufgestellten Führungsebene ist mehr Teamarbeit nötig. Das ist dem Wissenschaftssystem, das auf der Sichtbarkeit des Einzelnen und Egoismus fußt, natürlich zunächst einmal fremd. Aber es gibt bereits auch hier Beispiele, wie New Work in Forschung und Lehre gelebt werden kann. So verfolgt das BIH, das Berlin Institute of Health, drei Kernprinzipien: Partizipation, Team-Science und Co-Working. Diese dienen als arbeitsorganisatorische, aber ebenso als arbeitspsychologische Basis, um die Vision des BIH – „BIH acts as a catalyst for translation to promote health on a regional, national and international level. It thus addresses essential societal needs" – umzusetzen. Translation, der Schwerpunkt der BIH-Aktivitäten, setzt auf arbeitspsychologischer Ebene eine gelingende interne wie externe Kooperation voraus. Und Kooperation braucht offene, anschlussfähige Systeme mit einer entsprechenden Haltung. Die Partizipation innerhalb des BIH-Systems wird durch ein Organisationsdesign unterstützt, das in Zellen organisiert ist. In der Variante eins sind die Zellen autonom, und innerhalb der Zellen gibt es eine Budgetallokation, die die Forschungsgruppen, die sich in der Zelle befinden, bedient. Die Variante zwei sieht sogar eine dezentrale Budgetallokation vor. Dort haben die einzelnen Forschungsgruppen Budgets zur Eigenverwaltung. Das Team-Science-Modell des BIH und die bereits entwickelten zehn Regeln zur Zusammenarbeit zeigen bereits den Weg in agile Strukturen und setzen einen klaren Fokus auf das stärkende Ermöglichen von Forschungsleistung und Entbüro-kratisierung.

Die Stärkung der regionalen Primärversorgung erfordert eine systemische und strukturelle Ausweitung der Translation. Das BIH und andere Forschungseinrichtungen müssen daher strukturell gestärkt werden und – wie das BIH – als offene Kooperationssysteme fungieren, um die neuesten medizinischen Erkenntnisse in die Primärversorgungszentren transferieren zu können, damit sie der Gesundheitsversorgung der Bürgerinnen und Bürger zugutekommen.

✶ *Prototypische* **Ansatzpunkte**

- Konsequente und dialogisch aufgebaute Führungs-entwicklung,

151

- Etablierung von führungskompetenzbezogenen Auswahlverfahren – sowohl in Kliniken als auch in Universitätskliniken,

- Anwendung des partizipativen Hierarchie-Modells durch ein Pilotteam oder mehrere davon,

- Integration der neuen Ansätze, je nachdem, was bereits an Führungsentwicklung und Coaching etabliert ist und soweit bestehende Maßnahmen als positiv von den Teilnehmern und Teilnehmerinnen evaluiert wurden,

- keine Vergabe der Führungsentwicklung durch HR, sondern nutzenzentrierte Ermittlung der Bedarfe durch HR zusammen mit den Führungskräften,

- Validierung der Bedarfe durch den Abgleich mit Ergebnissen von Mitarbeiterbefragungen,

- Auswahl externer Anbieter, die die partizipativ ermittelten Anforderungen erfüllen können,

- Verknüpfung der etablierten Teamarbeit in Forschung und Lehre mit strukturellen Überlegungen,

- Anwendung des Partizipationsmodells, um die jeweils passende Lösung zu finden,

- klare Entscheidungsstrukturen als Voraussetzung für so viel Partizipation wie möglich.

153

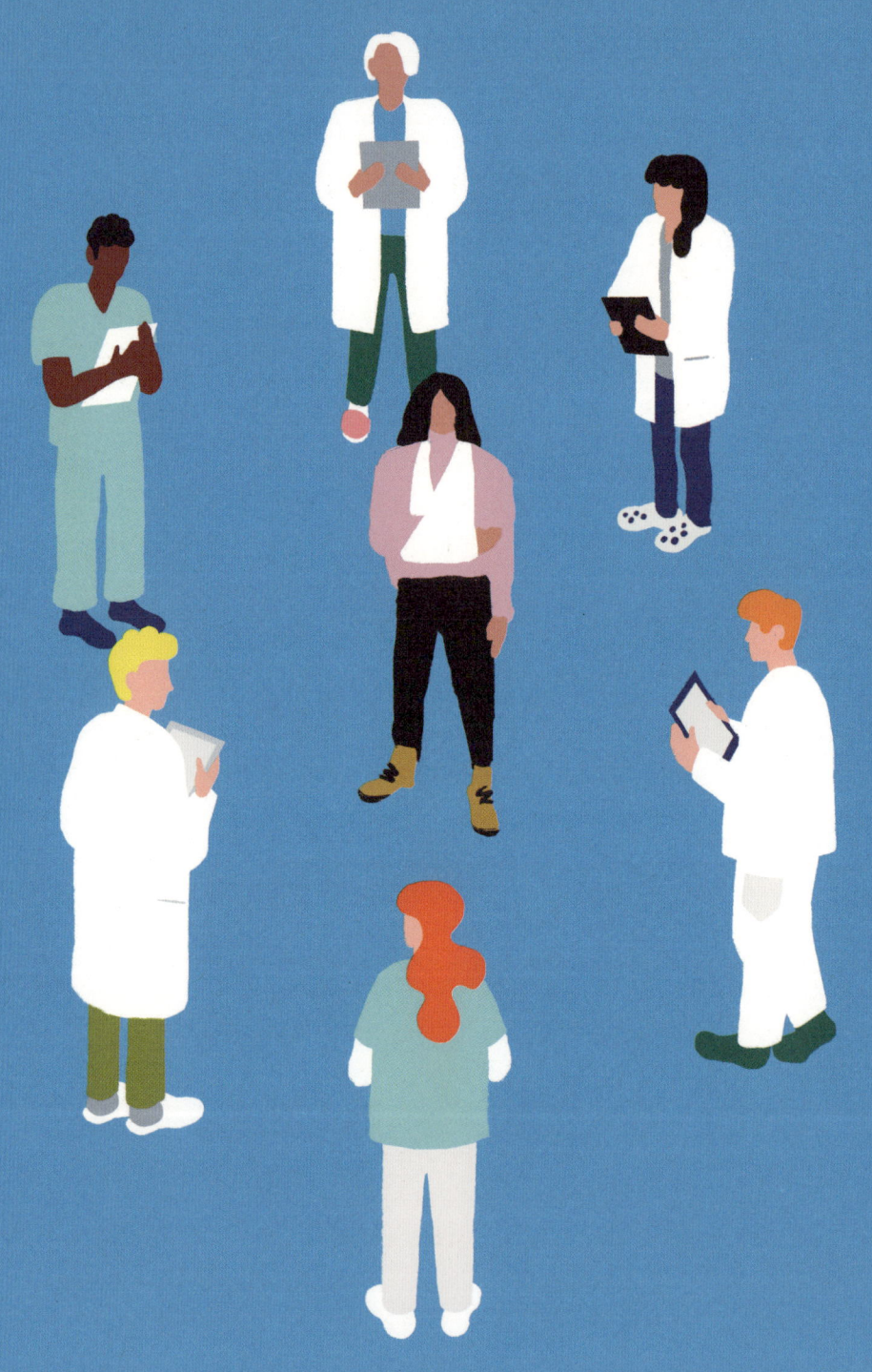

4. Das Prinzip *Sinn*

✳ *Fokus* auf medizinische und pflegerische Tätigkeit

Dass das medizinische Personal intrinsisch motiviert ist, steht außer Zweifel. Diese Motivation überträgt sich aber nicht auf die steigende Anzahl an Dokumentationsverpflichtungen, denen es nachzukommen gilt. Ein erster Hoffnungsschimmer ist allerdings überall dort in Sicht, wo Daten über Tablets und medizinische Geräte ohne weitere Dokumentation in die Akten fließen. Die Entlastung der Ärztinnen und Ärzte von ihren Dokumentationsverpflichtungen kann im Kontext der DRG-Reform direkt umgesetzt werden – siehe Australien, wo kein Arzt mehr codieren oder sich um die Abrechnung kümmern muss.

Ein New-Work-Krankenhaus arbeitet also in allen automatisierbaren Prozessen digital und entlastet damit das medizinische Personal. Die dadurch entstehende freie Zeit darf aber nicht in einer höheren Betreuungsquote münden – das wäre ein unternehmerischer Reflex, um die Gewinne zu erhöhen –, sondern in der Etablierung familienfreundlicher Arbeitszeitmodelle. Das ist der einzige Weg, um die Attraktivität der medizinischen Berufe im Klinikumfeld wieder zu erhöhen.

In den WKE gibt es – analog zum australischen DRG-System – eine eigene Abteilung für die Abrechnung, sodass Ärztinnen und Ärzte entlastet werden. Interessanterweise führt dies gleichzeitig zu einer geringen MDK-Quote und – in der Folge – zu einer durchgängig guten Kooperation mit den Krankenkassen.

* *Patientenzentrierung* als Wert

In den WKE, um diese erneut als Beispiel zu nennen, geht man mit der Patientenzentrierung noch einen deutlichen Schritt weiter. So heißt es auf der Website: „**‚Hospitality‘** ist der Schlüsselbegriff für das Konzept, das hinter unserem Gebäude steht. In dem englischen Begriff für **Gastfreundschaft** verbirgt sich nicht nur das lateinische Wort ‚Hospes‘ für Gast, sondern das Wort ‚Hospital‘ – also Krankenhaus. Die Kernidee für unser Haus war es deshalb, ein Krankenhaus zu bauen, das **Patienten als Gäste willkommen** heißt. Und diesen neben **erstklassiger Medizin und Pflege auch höchste Aufenthaltsqualität** bietet. Dafür entwickelte der Architekt und Designer **Matteo Thun** zusammen mit dem Geschäftsführer der Waldkliniken, David-Ruben Thies, eine besondere ‚Hospitecture‘."[135]

Hier drückt sich die Patientenzentrierung aber nicht nur über die „Gastlichkeit" und die international wettbewerbsfähige Betreuungsquote von 1:8 aus. Auch architektonisch wird die Patientenzentrierung unterstützt, da die Pflegefachkräfte für die Patienten und Patientinnen immer sicht- und ansprechbar in Unit-Stützpunkten arbeiten. Auch der runde Grundriss des Gebäudes soll jedem „Gast" eine Aussicht auf den das Bettenhaus umgebenden Wald ermöglichen, ein weiterer Aspekt von Healing Architecture.

Patientenzentrierung beginnt mit der Einbeziehung der Patientin oder des Patienten in die Diagnosestellung und der Absprache über den möglichen Outcome. Bleibt der Patient während seines Aufenthaltes Experte für sein körperliches und seelisches (Wohl-)Befinden, wird er dementsprechend dialogisch eingebunden und im besten Fall dazu animiert, zum Behandlungserfolg beizutragen. Die WKE haben hier eine funktionale und gleichzeitig soziale Möglichkeit geschaffen, indem sie ein Restaurant eröffneten. Die Fachklinik für Orthopädie legt besonderen Wert auf die Mobilisierung ihrer Patienten. Und dadurch, dass diese künftig ihr Essen gemeinsam im Restaurant einnehmen, werden sie mobilisiert, die Gemeinschaft wird gefördert und damit auf psychosozialer Ebene auch die Heilung und – nicht zu vergessen – die Pflegefachkräfte sind nicht mehr damit beschäftigt, Tabletts zu bringen und wieder abzuräumen, sondern sie können ebenfalls Mittagspause machen.

Der co-kreative Ansatz von Value-Based-Healtcare geht ja in der Patientenzentrierung sogar so weit, dass diese explizit und grundsätzlich aktiver Teil der Diagnosestellung sind.[136]

In der Systelios Klinik, einer Fachklinik für Psychotherapie und psychosomatische Medizin mit hypnosystemischer Grundhaltung, spricht man nicht von Patienten, sondern von Klientinnen und Klienten als Expertinnen und Experten für ihren eigenen Entwicklungsprozess.[137] Augenhöhe ist Teil des Heilungsansatzes. Für Johannes Wimmer, Mediziner, YouTuber, Bestsellerautor und Fernsehmoderator, liegt in der Arzt-Patienten-Kommunikation ein Schlüssel für Heilung. Für seine Videos, in denen medizinische Zusammenhänge leicht verständlich erläutert und Patienten und Patientinnen z. B. auch auf Arztbesuche vorbereitet werden, wurde er von der Ärzteschaft teilweise heftig kritisiert.[138] Für ihn ist Information jedoch der einzige Weg, Menschen zu mündigen Patienten zu machen.

Derartige Fach-Formate bieten auch aus unserer Sicht die einmalige Möglichkeit, Prävention im digitalen Zeitalter für viele unterschiedliche Zielgruppen zu ermöglichen und das Gesundheitswissen zu vermitteln, das eine gesunde Gesellschaft braucht. Wimmer ist überdies nicht der Einzige. Dr. Eckart von Hirschhausen, der anhand von „Staying Alive"-Rhythmen zeigt, wie man im Notfall eine Herzmassage durchführt,[139] oder die Ernährungs-Docs vom NDR[140] und viele mehr kümmern sich mittels niedrigschwelliger Informationen um die Themen Prävention, Information und Gesundheit.

Neben der Arzt-Patienten-Kommunikation ist die Outcome-Messung von PROMs und PREMs integraler Bestandteil der Patientenzentrierung. Eine Vorbereitung auf die stationäre Versorgung sowie eine konsequente Nachverfolgung der Behandlungserfolge dienen nicht nur der Patientenzentrierung, sondern senken Rehospitalisierungsraten und ermöglichen den Gewinn wertvoller Daten für die Forschung.

* *Schluss* mit der Verschwendung von Engagement: Lean-Ansätze

Im Lean-Hospital steht das Thema „Schluss mit der Verschwendung!" ganz oben auf dem Plan. Das Lean-Prinzip stammt aus Japan, und zwar aus dem Toyota-Produktionssystem. Ohne an dieser Stelle näher darauf eingehen zu wollen, ob Ansätze aus der Automobilproduktion auf ein Krankenhaus übertragbar sind, ist die Tatsache zu akzeptieren, dass viele führende Kliniken in den USA, in Skandinavien und in den Benelux-Staaten Lean-Ansätze anwenden. Überwiegende Einigkeit besteht mit Sicherheit darin, dass die klassische Krankenhausorganisation mit dem medizinischen, dem digitalen und letztendlich auch dem soziokulturellen Wandel an ihre Grenzen gekommen ist. Im Wettbewerb der unterschiedlichen Ansätze für neue „Betriebssysteme" ist das Lean-Hospital ein Ansatz, der sich schon erfolgreich bewährt hat. Es ist aber nicht der einzige Ansatz. Das Value-Based-Healthcare-Modell, das auf der von Porter und Teisberg entwickelten Health-Care-Agenda beruht, wurde in Europa u. a. am Universitätsspital Basel erfolgreich eingesetzt. Es rückt die Patientenperspektive noch deutlicher in den Vordergrund. Patienten agieren – wie zuvor bereits angedeutet – in einer Art co-kreativem Prozess mit dem ärztlichen Personal und entwickeln zusammen mit diesem eine gemeinsame Behandlungszielsetzung (Value Creation).[141] Das lässt sich auch 1:1 auf die Pflege übertragen.

Beide Ansätze sind unzweifelhaft spannend und in ihren Grundsätzen richtig, nämlich der Verschwendung ein Ende zu setzen und der Gestaltung einer resilienten Organisation (beim Lean-Hospital) oder auch der schon fast radikalen Patientenorientierung (beim Value-Based-Health-Care-Modell), und sollten ein Teil von zukünftigen Systemen sein.

Aus unserer Perspektive des Neuen Arbeitens müssen sich beide Prinzipien aber auch nach innen hin umsetzen lassen. Verschwendung zu beenden, gilt dann nicht nur für den Einsatz von Material und der Verbesserung der Prozesseffizienz. Dies muss unseres Erachtens ebenso auch ein Ende der Verschwendung von menschlichem Engagement und ein resilientes Arbeitssystem bedeuten. Das Value-Based-Health-Care-Modell und Value-Based-Leadership kommen dementsprechend auch hier zum Einsatz. Derartige Prinzipien können allerdings nicht implementiert werden, wenn wir unsere Art und Weise, miteinander zu interagieren, nicht nach ähnlichen Prinzipien organisieren. Sonst bleibt das Ganze nur eine Methode.

Prototypische **Ansatzpunkte**

- Design Thinking, Design Thinking, Design Thinking, um Verschwendung zu identifizieren, Prozesse zu optimieren und die Zufriedenheit aller zu steigern,

- Starten kleinerer Pilotteams zur Vermittlung des Ansatzes, wenn dieses Konzept noch unbekannt ist,

- Beginn einer nutzenzentrierten Inventur durch multiprofessionell besetzte Teams (inkl. Verwaltung), Entwickeln von Lösungen, die multiprofessionelles Arbeiten im Alltag stärken,

- Anstoßen von Design-Thinking-Prozessen zusammen mit Patienten,

- Auseinandersetzung mit Lean- und Value-based-Ansätzen zumindest im HR-Bereich,

- Anregung eines internen Diskurses zu der Frage, ob derartige in sich geschlossene Modelle für den eigenen Klinikkontext zielführend sind.

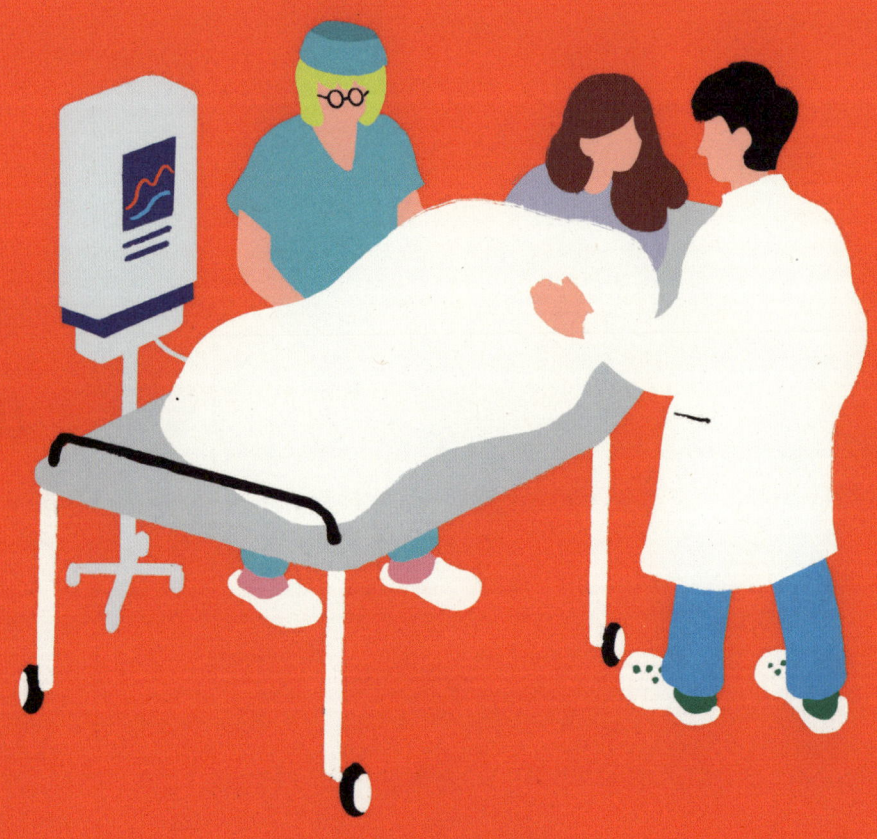

5. Das Prinzip des *fokussierten Arbeitens*

∗ Defragmentierung des Alltags

Stress, Fehler und emotionale Erschöpfung. Das sind – grob formuliert, die Auswirkung von Fragmentierung und Multitasking im klinischen Umfeld, die wir auch bereits ausführlich dargestellt haben. Um Fragmentierung und Multitasking zu reduzieren, gibt es keine Blaupause, aber strukturierte Herangehensweisen, wie sie u. a. das BAuA in seiner Studie „Auswirkung von Arbeitsunterbrechungen und Multitasking auf Leistungsfähigkeit und Gesundheit. Eine Tagebuchstudie bei Gesundheits- und KrankenpflegerInnen" für das klinische Umfeld empfiehlt.[142] Dort wird u. a. die Bildung von Gesundheitszirkeln vorgeschlagen, in denen vermeidbare Arbeitsunterbrechungen identifiziert und über festzulegende Maßnahmen eliminiert werden sollen. Auch die Anwendung des The-Focused-Hospital-Modells[143] ermöglicht es Krankenhäusern vor allem auf Stationsebene, viele der Fragmentierungsquellen zu identifizieren und zu eliminieren.

Eine lokale Lösung ist die Entkopplung von Patientenaufnahme, -betreuung und -entlassung auf bzw. von der Station in den WKE. Vieles von dem, was in vielen Kliniken „zwischendurch" erledigt werden muss und in der BAuA-Studie als den Arbeitsalltag stark fragmentierend identifiziert wurde, entfällt in dieser Lösung. Aber auch hier gilt: Finden Sie zusammen mit Ihrer Belegschaft kontextspezifische Lösungen, um die Ablaufprozesse zu defragmentieren.

Die Herausforderungen von Fragmentierung und Multitasking kennen wir gut aus Wirtschaftsunternehmen, von denen nicht wenige über eine Art „Krankenhausklima" klagen, weil mittlerweile alles dringend zu sein scheint und ständig „die Hütte brennt". Ab und an hört man dann von den Versuchen einzelner Kolleginnen oder Kollegen, wieder etwas mehr Ruhe in den Arbeitstag zu bringen. Es fallen Sätze wie: „Wir sollten uns nicht so wahnsinnig hetzen. Das ist hier schließlich keine Operation am offenen Herzen." Das mag prinzipiell sogar stimmen, aber gerade ein OP-Team sollte selbstverständlich ohne Zeitdruck arbeiten können. Klar ist: Das Thema Defragmentierung gehört auf die Agenda eines jeden Krankenhauses und erst recht zu jedem New-Work-Prozess.

* *Resilienz* und Selbstfürsorge als Systemfürsorge

Unabhängig davon, dass die Verminderung von Arbeitsunterbrechungen und Multitasking unzweifelhaft das Stresserleben und die emotionale Erschöpfung reduziert, ist eine systematische Steigerung von organisationaler und individueller Resilienz im Klinikumfeld unerlässlich. Denn gerade die emotionale Belastung in den medizinischen Berufen bleibt auch bei stärkerer Personaldecke und flexibleren Diensten eine Herausforderung. Besonders Ärzte und Ärztinnen in Weiterbildung stehen unter einem sehr großen Druck, weil ihre Ausbildungsbedingungen – wie bereits beschrieben – häufig schlecht sind und sie zur Kompensation fehlenden medizinischen Personals ins „kalte Wasser" geworfen werden.

Das systematische Trainieren von Resilienz soll das Klinikpersonal nicht dazu befähigen, auch unter kritischen Bedingungen „störungsfrei" zu funktionieren (und so ein schlechtes System weiterhin zu stützen), sondern es soll einer angemessenen Vorbereitung auf einen herausfordernden Beruf dienen und auch später die Arbeit sowohl in den ärztlichen als auch in den pflegenden Berufen begleiten. Es müssen daher schon während der Ausbildung feste Module zu Selbstmanagement und Resilienz durchlaufen werden. Auch dafür gibt es schon positive Beispiele; u. a. trainiert die Hans-Weinberger-Akademie bereits in ihren Pflegeausbildungen gezielt mediative Kompetenzen.

Darüber hinaus sollten, analog zu verpflichtenden Flugtauglichkeitsprüfungen von Piloten, auch Behandlungstauglichkeitsprüfungen für medizinisches Personal eingeführt werden. Auch das aktive Angebot von Gesundheitschecks alle zwei Jahre, die Durchführung einer umfassenden Gefährdungsbeurteilung psychischer Erkrankung in den Kliniken und eine jährliche Durchführung des Maslach Burnout Inventory (MBI-D) zur Messung von Burnout-Kriterien beim medizinischen Personal als Präventionsmaßnahme gehören unbedingt dazu. Geht nicht, weil ...?

Halten wir fest, dass es einerseits schon in sehr vielen Kliniken offene Weiterbildungs- und Schulungsangebote zum Thema Resilienz, Burnout und auch Suchtproblematiken gibt. Und vergessen wir andererseits nicht, dass diese u. a. wegen Stigmatisierungsbefürchtungen, Scham, aber auch Angst vor Approbationsverlust wenig genutzt werden. Für den Erhalt der Approbation ist jedoch die gesundheitliche Eignung zur Ausübung des ärztlichen Berufs ebenso wichtig wie für ihre Erteilung. Welcher Weg muss also gewählt werden, damit es in Zukunft normal, akzeptiert und sogar erwünscht ist, dass

Ärzte und Ärztinnen eine gute Selbstsorge betreiben und sich bei psychischen Problemen, Erschöpfungszuständen und Suchtmittelproblematiken selbstverständlich Unterstützung holen? Und zwar, ohne dass sie stigmatisiert werden oder gar einen Approbationsverlust fürchten müssen. Gleiches gilt für die Pflege.

Folgendes muss geschehen auf diesem Weg der Kulturveränderung: Bereits in Studium und Ausbildung müssen entsprechende Fachinhalte vermittelt und trainiert und die Unterstützungsangebote sichtbar und niedrigschwellig im operativen Alltag verankert werden. Darüber hinaus sollten turnusmäßige Gesundheitschecks zum Standard gemacht werden, um die Arbeitgeber auch beim Thema Gesundheit für das medizinische Personal in die Pflicht zu nehmen. Dies dient der besseren Versorgung der Belegschaft genauso wie es die Kultur des Umgangs mit sich selbst und anderen verändern kann. Gute Selbstfürsorge muss Standard werden, was wiederum dem Krankenhaussystem zugute kommt. **Selbstfürsorge ist Systemfürsorge.**

* *Design Thinking* als Weg zur Fokussierung

Medizinisches Personal und Verwaltung werden an vielen Punkten von ihrem eigentlichen Fokus, dem Patienten, abgelenkt. Die einzelnen Störquellen sind nicht immer offensichtlich und der Alltag zu stressig, um diese aufzuspüren. Über die Einrichtung von Mockups und Simulationszonen konnten aber bereits viele erfolgreiche Design-Thinking-Projekte umgesetzt werden. Dazu möchten wir nun einige Beispiele nennen.

In den WKE wurde eigens ein Mockup erbaut, in dem die neuen Patientenzimmer und -bäder, die Gänge etc. ausprobiert werden konnten im Hinblick auf ihre Funktionalität, Ästhetik und Bedienbarkeit.

Alle Fehler, die wir bei der Planung des Neubaus gemacht haben, haben wir im Mockup gemacht. Und auch wenn dieser zunächst eine hohe Anfangsinvestition darstellte, hat er uns doch sehr viel mehr Geld eingespart und die tägliche Zufriedenheit erhöht.

David-Ruben Thies

Das Landeskrankenhaus-Universitätsklinikum Graz spielte in einem 600 m2 großen Zelt sechs Monate lang einen neuen Notfallprozess für die Kinderambulanz unter Einbindung von Patienten durch. Die Implementierung einer „Quick Look Nurse" als erster Ansprechpartnerin und die Veränderung der Prozesse ermöglicht es nun, innerhalb von 10 Minuten einen ärztlichen Erstkontakt aufzunehmen, und die Dokumentation in Echtzeit führte dazu, dass Redundanzen „on the job" identifiziert und eliminiert werden konnten. Aufgrund des großen Erfolgs werden nun alle Prozesse in einer Simulationszone durch ein interdisziplinäres Team geplant.[144]

Ein weiteres bekanntes Beispiel für Design Thinking ist die konzeptionelle Verbesserung eines Magnetresonanztomografen (MRT) durch Doug Dietz, einen Mitarbeiter von General Electric. Die laute Geräuschkulisse führte dazu, dass insbesondere junge Patienten Angst bekamen und die Untersuchung für sie sehr unangenehm und für das medizinische Personal entsprechend zeitaufwendig war. Deshalb entwickelte Dietz ein Aufkleber-Konzept für die Decke des MRT-Geräts inklusive dazugehöriger Drehbücher, mit dem die jungen Patienten auf eine Abenteuerreise geschickt wurden. So waren die Kinder während der Untersuchung deutlich entspannter, und die

Durchlaufzeit an dem teuren Gerät erhöhte sich signifikant. Führungskräfte der Rotterdamer Augenklinik konnten über den Einsatz von Design Thinking die Auslastung um 47 Prozent steigern und die Patientenkommunikation des Klinikpersonals über gezielte Trainings deutlich verbessern. Auch hier kommen nun mobile Apps zur Patientenermächtigung und gleichzeitigen Entlastung des Pflegepersonals zum Einsatz. Ob Gebrauchsanleitungen für Medikamente oder zum Angstabbau bei jungen Patienten, die App bietet Antworten auf viele Fragen. Auch eine weniger angsteinflößende Gestaltung der Kinderstation sowie nicht zuletzt die passenden Tiermotive auf den Kitteln der Kinderaugenärzte und den T-Shirts ihrer kleinen Patientinnen und Patienten, die für Vertrauen sorgen, wurden im Rahmen von Design Thinking entwickelt.[145]

Und noch ein letztes Beispiel: Dem Tan Tock Seng Hospital in Singapur gelang es mit Design Thinking, trotz steigender Patientenzahlen die Wartezeiten um 40 Prozent zu reduzieren – durch die räumliche Umgestaltung des Gebäudes und durch neu definierte, patientenfreundlichere Prozesse wie z. B. eine sogenannte Dezentralisierung der Leistungserbringung.[146]

∗ *Prototypische* **Ansatzpunkte**

- Pilotteams, die die nach Ansätzen wie denen der BAuA oder des Focused-Hospital-Modells strukturiert Maßnahmen zur Defragmentierung des Alltags entwickeln,

- Wissen über Fragmentierung und Multitasking und die Auswirkungen auf Stresserleben und Erschöpfung in die Organisation bringen, weil diese Phänomene u. U. nicht allen Beteiligten bewusst sind,

- Entwurf und Entwicklung konkreter Maßnahmen im Team,

- Schaffen räumlicher Strukturen für Tätigkeiten, die besonders viel Konzentration erfordern, wie z. B. Medikamentenzuteilung, gemeinsame Pausenräume, in denen wirklich Pause gemacht werden kann, Besprechungsräume, die von allen Professionen genutzt werden,

- Durchführung einer psychischen Gefährdungsbeurteilung und strukturierter Aufbau von Resilienz über Trainings und Coachings,

- Gesundheitschecks (natürlich auf freiwilliger Basis), um daraus resultierende Bedarfe in die Trainings und Coachings einfließen lassen zu können.

169

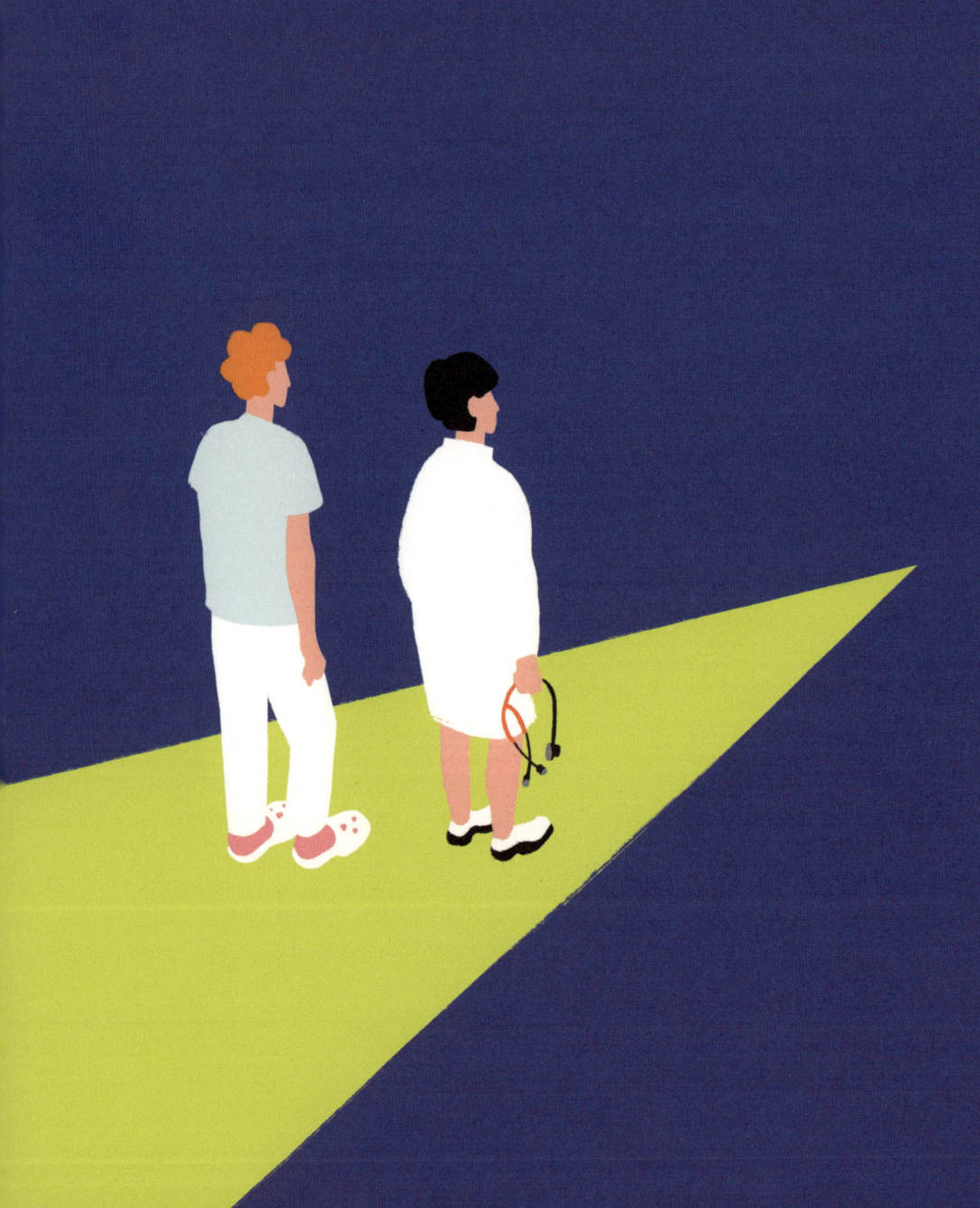

6. Das Prinzip *Entwicklung*

✳ Weiterbildung als Auftrag

Um den Schauergeschichten zum Thema „Ärztliche Weiterbildung" in vielen Kliniken einen Riegel vorzuschieben, reichen weder das Wissen darum, dass dieses Problem bereits alt ist, noch eine bloße Selbstverpflichtung. Daher hat der Marburger Bund die Initiative ergriffen; und auch die Bundesärztekammer forderte sogenannte elektronische Logbücher für die kontinuierliche Dokumentation der absolvierten Weiterbildungsinhalte. Aber schon wurde es wieder bürokratisch, denn die Weiterbildungsordnungen mussten erst in Landesrecht übersetzt werden und in den Landesärztekammern in Kraft treten.

171

Das elektronische Logbuch ist nun am 1. Juli 2020 an den Start gegangen und wird sukzessive von den Ärztekammern eingeführt. Ein echter Hoffnungsschimmer. Das allein reicht allerdings nicht, da es nur der Dokumentation dient. Denn die Haltung manch eines Chefarztes oder einer Chefärztin gegenüber dem Nachwuchs wird sich auf diese Weise nicht ändern, und auch nicht die jeweilige Abhängigkeit von den Vorgesetzten. Daher muss es einen internen Weiterbildungskodex geben, der für die internen Führungskräfte verbindlich ist. Überdies braucht es bundeseinheitliche Standards, wie es sie in vielen Ländern im Hinblick auf die Länge und Struktur der Weiterbildung bereits gibt. Und im Rahmen von Führungsentwicklung werden die Vorgesetzten in Zukunft verpflichtet, den fest geregelten Ausbildungsplänen folgend auch entsprechende

Führungsleistungen gegenüber den Assistenten und Assistentinnen zu erbringen.

Auch die Praxisanleitung in der Pflege braucht eine strukturierte und für die Auszubildenden belastbare Form, und zwar unabhängig davon, wo die Ausbildung stattfindet. Das neue Pflegeberufegesetz von 2020 sieht eine solche vor. Folgt man jedoch den Beschreibungen Nina Böhmers in ihrem Buch über ihre Ausbildungszeit, gab es eigentlich nur eine einzige Station, auf der sie in all der Zeit auch **tatsächlich** im Alltag angeleitet wurde. So etwas führt viel zu oft zu Ausbildungsabbrüchen, belastet die Auszubildenden über Gebühr und gefährdet die Patienten. Auch dieses Problem gibt es schon lange. Das neue Gesundheitssystem muss das Thema Weiterbildung auch im Bereich Pflege im Hinblick auf die Qualität der faktischen Umsetzung monitoren, denn auch hier sind Aus- und Weiterbildung an sich ein Teil der Attraktivität dieses Berufs. Das könnte zum Beispiel über regelmäßige Befragungen erfolgen.

Last but not least ein weiterer Klassiker, der hier dennoch unbedingt erwähnt werden muss: Um auf Multimorbidität und steigende Komplexität adäquat reagieren zu können, müssen die Akademisierungsbemühungen der Pflege- und Gesundheitsfachberufe auf Basis der beruflichen Bildung der Pflege deutlich vorangetrieben und unterstützt werden. Zusätzlich braucht es einen konsequenten Ausbau pflegewissenschaftlicher Forschung und Translation, wie jüngst noch von der Präsidentin des Deutschen Pflegerates, Christine Vogler, in einem Interview gefordert. Die Akademisierung ist nicht nur fachlich geboten, sie unterstützt auch die gemeinsame akademische Ausbildung mit angehenden Medizinern und Medizinerinnen. Multiprofessionalität und Interdisziplinarität sollten bereits als Grundstein gelegt werden, das erleichtert die spätere Kooperation innerhalb der Teams immens – mit allen schon beschriebenen entlastenden Funktionen.

✳ **Entscheidungsautonomie und** *Selbstwirksamkeit*

Zwar sieht das neue Pflegeberufegesetz erstmals Vorbehaltsaufgaben für Pflegefachkräfte vor, eine Verbesserung, um die die Pflege lange und hart kämpfen musste. Diese Vorbehaltsaufgaben müssen nun auch autorisiert und umgesetzt werden. Dass dies der Pflege so lange verweigert wurde, muss für Außenstehende absolut absurd klingen, denn es gibt keinen einzigen *fachlichen* Grund, warum Pflege kein eigenes spezifisches Kompetenzprofil mit originären Aufgaben haben sollte – zumal Pflegende im Alltag an vielen Stellen schon deutlich mehr Verantwortung tragen als in den jetzt errungenen Vorbehaltsaufgaben abgebildet ist. Das kann nur ein erster Schritt sein!

Wie strukturelles Empowerment gelingen kann, ist Teil der sogenannten Magnet4Europe-Studie, welche die Arbeitsumgebung von ärztlichem und pflegerischem Personal nachhaltig umgestalten will. Ziel ist es einerseits, die psychische Gesundheit und das Wohlbefinden der Mitarbeitenden (wie z. B. Arbeitszufriedenheit, Verringerung von Burnout- und Fehlzeiten sowie Fluktuation) und andererseits die Patienten-Outcomes (Therapieergebnisse) und die Patientensicherheit zu verbessern. Die Implementierung des Magnet-Konzepts zeigt weltweit bereits eine messbar deutliche Attraktivitätssteigerung der zertifizierten Krankenhäuser für Mitarbeiter und Patienten. Nun soll die Studie untersuchen, ob eine Umgestaltung der Arbeitsumgebung auf Grundlage der Magnet®-Prinzipien auch in Europa durchführbar, effektiv und nachhaltig ist. Die Hauptsäulen des Magnet-Modells lauten:

- Strukturelles Empowerment,
- transformationale Führung,
- exemplarische professionelle Praxis,
- neues Wissen, Innovationen und Verbesserungen,
- empirische Outcomes.

Strukturelles Empowerment wird durch die konsequente Einbindung von Pflegekräften in Entscheidungen, die die direkte Patientenversorgung betreffen, erreicht (Shared Governance) und führt andererseits zu hoher Entscheidungsautonomie durch direkte Übertragung von Verantwortung. Die interprofessionelle Kommunikation erfolgt auf Augenhöhe und die Pflege ist beispielsweise an interprofessionellen Entscheidungsgruppen beteiligt.

Das Führungsverhalten in Magnet-Krankenhäusern ist durch Partizipation, Zugänglichkeit, Präsenz und Wertschätzung gekennzeichnet. Die Führungskräfte betrachten Mitarbeitende individuell, unterstützen sie in ihrer Entwicklung, und Innovationen zur Verbesserung des Arbeitsumfeldes werden kollektiv initiiert. Die Pflegekräfte sind an der Entwicklung, Implementierung und Evaluation des professionellen Modells pflegerischer Praxis beteiligt. Sie übernehmen Führungsaufgaben bei interprofessioneller Zusammenarbeit und zeichnen sich durch Eigenverantwortung und Selbstständigkeit aus. Die Pflegenden verfügen über eigenständige Verantwortungsbereiche. Sie bilden sich in bestimmten klinischen Feldern weiter und sind als Expertinnen und Experten auch für die Praxisanleitung tätig. Die Klinik wiederum fördert pflegewissenschaftliche Strukturen. Pflegekräfte evaluieren und nutzen zudem Evidenz für ihre Praxis und sind am Prozess der Qualitätsentwicklung beteiligt, und Pflegekräfte wirken aktiv am Qualitätsmanagement mit.

Vergleicht man die Inhalte des Magnet-Ansatzes mit anderen bereits erwähnten Konzepten, dann finden sich sehr viele Überschneidungen mit transformationaler Führung, positiver Psychologie und dem Ansatz der multiprofessionellen Teams. Die Stärke des Magnet-Ansatzes ist unzweifelhaft die Evidenzbasierung in Bezug auf die Kliniken selbst. Und auch wenn das Konzept an sich geschützt ist, kann es sehr wohl als Vorbild dienen, um die eigenen Wertschöpfungsstrukturen relevant zu verbessern, um Autonomie und Selbstwirksamkeit und in der Folge auch Zufriedenheit und bessere Heilungserfolge zu erzielen.

✱ Growth *Mindset*

Das Gesundheitswesen der Zukunft braucht Führungskräfte mit einem Growth Mindset, die an Veränderbarkeit glauben und diese auch aktiv steuern. Bewahrer und Bewahrerinnen in den Führungsetagen schaden mehr und mehr ihrer Organisation, wenn sie nicht bereit sind, sich auch selbst zu verändern.

Den Studien der Stanford-Professorin Carol Dweck zufolge ändern sich Menschen mit einem sogenannten fixed Mindset, also einer statischen Denk- und Handlungslogik, weniger als andere. Sie glauben einfach nicht an die eigene Veränderbarkeit – und dieser Glaube lässt unverrückbare

Berge entstehen. Und weil diese Menschen sicher sind, dass sie sich selbst nicht verändern können, gehen sie davon aus, dass dies auch für andere Menschen gilt. Kommen Ihnen Sätze wie „Ab 40 kann man sich nicht mehr verändern!" bekannt vor? Von der Neurobiologie wurde mittlerweile das Gegenteil bewiesen. Der Stammzellenforscher Gerd Kempermann und seine Kollegen konnten belegen, dass die Fähigkeit des menschlichen Gehirns zu Wachstum und Veränderung lebenslang dynamisch bleibt. Eine wachstumsorientierte Denk- und Handlungslogik, eben ein „Growth mindset", fördert laut Carol Dweck ein ganz anderes, ein offenes Denken.

Das bedeutet, dass die Auswahl von Führungskräften in Kliniken (und im Gesundheitswesen an sich) nach erweiterten Maßstäben erfolgen und deutlich professionalisiert werden muss. Bei den Ernennungen zum Richteramt hat die Justiz bereits vor Jahrzehnten erkannt, dass eben nicht nur die besten Noten einen besten Richter oder eine beste Richterin ausmachen, und hat dafür gesorgt, dass die Kandidaten und Kandidatinnen in den Auswahlverfahren neben ihrem Prädikatsexamen soziale Kompetenzen „nachweisen" mussten. Das ist wahrlich nicht auf ungeteilte Freude gestoßen, aber heute ist es selbstverständlich und allgemein akzeptiert.

Ähnliche Verfahren braucht auch die Medizin, und zwar bereits als Eingangsvoraussetzung für das Studium. Allein die Abiturnote zur Grundlage zu machen für ein Studium in einem Bereich, der der Heilung und Pflege von Menschen dient, reicht nicht mehr aus. Auch hier wieder das positive Beispiel: Die Universität Witten/Herdecke wählt angehende Studenten in einem aufwendigen und personalintensiven Verfahren aus, bei dem die Motivation, die Sozialkompetenz und das Engagement der Bewerber berücksichtigt werden und eben nicht nur die Abiturnoten.

Und später, wenn es um eine Beförderung in eine Führungsposition geht, braucht es künftig professionelle Auswahlverfahren, um die kommunikative und soziale Kompetenz und damit auch zwei wichtige Voraussetzungen für Führung als Beförderungsvoraussetzung testen zu können.

★ *Prototypische* **Ansatzpunkte**

- Fortsetzung des Weges, der mit der Einführung von Logbüchern eingeschlagen wurde,

- Begleitung dieses Weges durch anonyme externe Evaluierungen,

- Eine **bundeseinheitlich** geregelte, verlässliche Dauer für die ärztliche Ausbildung,

- Einführung von anonymen Ausbildungsfeedbackverfahren zur Unterstützung der Reduktion psychischer Belastungen für die Ausbildungsteilnehmer,

- Integration von Führungs- und Kommunikationstrainings in die Ausbildung,

- Handhabung und Prinzipien der Universität Witten/ Herdecke als Vorbild nehmen,

- Curricula zur Vermittlung von mediativen Kompetenzen an der HWA,[147]

- Einladen und diskutieren, um sich für neue Prinzipien und ihre Wirkweise und Auswirkungen auf das System zu öffnen.

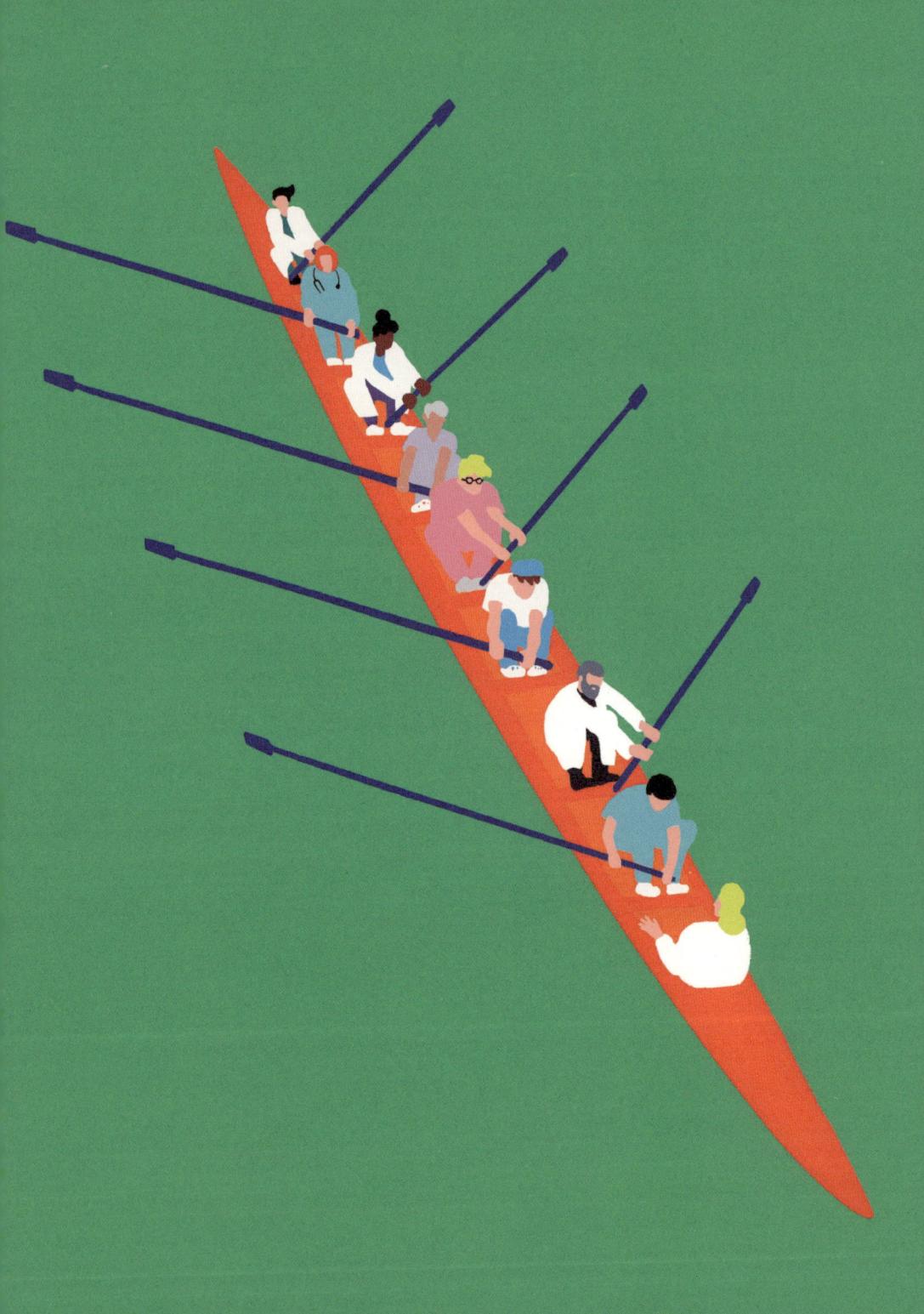

7. Das Prinzip *Verantwortung*

∗ Soziale Verantwortung der Arbeitgeber

Wenn wir über soziale Verantwortung sprechen, dann betrifft dies nicht nur den Staat, sondern auch die Arbeitgeber – allerdings nicht nur die Arbeitgeber im Gesundheitswesen, sondern *alle* Arbeitgeber in Deutschland. Unter Kap. I haben wir die aussagekräftigen Daten der Krankenkassen zur Stressentwicklung in Deutschland aufgeführt. Stress macht krank – und wenn wir dem Problem wirklich auf den Grund gehen wollen, dann müssen wir den Arbeitsalltag in deutschen Unternehmen reflektieren, denn viele Stressoren sind dort angesiedelt. Die Durchführung einer psychischen Gefährdungsbeurteilung ist auch hier – als eigentlich sowieso gesetzliche Pflicht – angezeigt. Der daraus resultierende Prozess muss kollektive Stressoren eliminieren und individuelle Resilienz stärken. Das bedeutet ganz konkret: Endlich den Wahnwitz ständiger Erreichbarkeit abschaffen, tägliche Fokuszeiten und echte Pausen ermöglichen und eine Unternehmenskultur aufbauen, die Konzentration und Fokussierung mehr wertschätzt als ständige Erreichbarkeit.[148]

Bereits oben hatten wir ausgeführt, welche Folgen zudem Fragmentierung und Multitasking nicht nur für die Produktivität und die Fehlerquotenentwicklung haben. Beides stresst Beschäftigte auch ungemein, und dieser Stress wird chronisch, wenn ihm kein Einhalt geboten wird. Hier sind die Arbeitgeber dringend gefragt, die eigenen Wertschöpfungsstrukturen an das digitale Zeitalter anzupassen.

Insofern tragen Arbeitgeber – die nach sechs Wochen aus der Lohnfortzahlungspflicht entlassen werden – einen großen Anteil an den entstehenden Krankheitskosten, da viele von ihnen weder die Potenziale zur strukturierten Erfassung von Stressfaktoren noch aktive Prävention betreiben. Es ist daher umgekehrt ganz im Sinne der Verantwortung für die eigenen Beschäftigten und ebenso für das deutsche Gesundheitswesen angezeigt, dass Arbeitgeber, die erfolgreich und aktiv Prävention unterstützen – sodass sie nachweislich niedrige Krankenquoten in ihren Unternehmen haben –, finanzielle Entlastung erfahren. Auf diese Weise können Anreize geschaffen werden, Wertschöpfungsstrukturen stressreduzierter zu gestalten.

✳ *Verantwortung* für die Menschen im Gesundheitswesen

Ein nach den Prinzipien von New Work gestaltetes Gesundheitssystem trägt Verantwortung für die Menschen, die in ihm arbeiten. Dies gilt besonders für das medizinische Personal. Mehr als 15 Prozent der Mitarbeiter im Gesundheitswesen fehlen jedes Jahr im Schnitt 28,5 Tage wegen psychischer Erkrankungen. Fallanzahl und Falldauer aufgrund von psychischen Erkrankungen sind in diesem Bereich am höchsten im Vergleich mit allen anderen Branchen in Deutschland.[148] Die Konzertierte Aktion Pflege (KAP) als Gegenmaßnahme wurde seitens der ehemaligen Bundesregierung als insgesamt erfolgreich evaluiert; der Deutsche Berufsverband für Pflegeberufe (DBfK) hingegen spricht von einer unverhältnismäßigen Beschönigung. Das KAP sei im Realitätscheck durchgefallen.[150] Dazu DBfK-Präsidentin Christel Bienstein: „Es fehlte nicht an Einsicht, sondern es mangelte am politischen Willen zur Durchsetzung von Veränderungen."

Womit wir wieder beim Thema wären. Wir können es nicht oft genug betonen: Viel Engagement, viele Initiativen und finanzielle Investments gab es bereits im Dienste unserer Gesundheitspolitik, ohne dass die relevanten Probleme gelöst worden wären. Es gibt eben nichts Richtiges im falschen System. Und noch mehr Veränderungsinitiativen, die unweigerlich an den Systemgrenzen scheitern, würden zu noch mehr Demotivation und Veränderungsunglauben bei den Betroffenen führen.

Daher müssen Gesundheitsprävention, psychosoziale Unterstützung und familienfreundliche Arbeitsgestaltung selbstverständlicher Teil des Alltags und dauerhaft vom neuen Finanzierungssystem mitgetragen werden – und nicht als Teil des x-ten Forschungsprojekts. Das ist finanzierbar, wenn die Gewinne im Gesundheitssystem nicht mehr über die Behandlung von Krankheit erwirtschaftet werden müssen – was prognostizierbar die Kosten reduzieren wird. **Diese Einsparung muss in die Menschen investiert werden, u. a. über gesetzlich verankerte Präventionstage für medizinisches Personal und eine Verkürzung der Regelarbeitszeit.**

Ein Arbeitsklima, in dem vor allem Ärztinnen und Ärzte in der Intensivmedizin, aber auch alle anderen ihre Unterstützungsbedürftigkeit ohne Stigmatisierung anzeigen können, setzt eine konsequente Gesundheitsförderung und ein hohes Maß an psychologischer Sicherheit voraus. Psychosoziale Prävention sollte aus unserer Sicht nicht berufsgruppenspezifisch isoliert durchgeführt werden, sondern in den multiprofessionellen Teams. Dort findet künftig die „Systemleistung" statt. Eine Betonung der Unterschiedlichkeit und eine Übersetzung in getrennte Aus- und Weiterbildung hingegen erschwert die

Kooperationsbildung im Alltag immens.

Der Staat, die Arbeitgeber, die Patienten, Bürgerinnen und Bürger sollten sich in besonderem Maße den medizinischen Berufen, die für unser aller Gemeinwohl existenzsichernd sind, verbunden fühlen. Daher muss sich der Staat auch im Rahmen seiner gesetzgeberischen Initiativkraft über die Lobbypolitik hinwegsetzen, ein von Grund auf neu entwickeltes Gesundheitssystem implementieren und finanzpolitisch getragene Schutzgesetze für das medizinische Personal erlassen. Mit anderen Worten: Die oben genannten Paradigmenwechsel müssen sich in einer integrierten Gesetzesreform für eine neue Gesundheitspolitik widerspiegeln.

∗ *Gesunde Erde* – gesunde Menschen

Ein New-Work-Krankenhaus ist vom Selbstverständnis her klimaneutral. Frithjof Bergmann hat sich sehr kritisch mit unserem Arbeits- und Konsumverhalten auseinandergesetzt: „Die große Mehrheit der Menschheit lässt sich verführen, eine Arbeit zu verrichten, die sie müde macht und kleinhält, um dann Dinge zu kaufen, die sie nicht braucht." Er sprach schon früh von regionaler Selbstversorgung und lebte selbst zwei Jahre im Wald und versorgte sich selbst. Seine Vision umfasst eine signifikante Reduzierung der Arbeit, die Körper und Geist lähmt, und im Gegenzug die Steigerung der ernsthaft ausgewählten Arbeit, die das Bewusstsein fördert und Körper und Geist stärkt: „Arbeit, die man wirklich, wirklich will." Die Digitalisierung sollte seiner Ansicht nach die Lücke zwischen Armut und Reichtum schließen können, und die Menschen sollten aufhören, natürliche Ressourcen zu verschwenden und darüber auch den Klimawandel stoppen. Nun, soweit unser Versuch, seine Utopie in fünf Sätzen unterzubringen.

Mit fünf Prozent der gesamten CO_2-Emissionen ist auch und gerade der Gesundheitssektor in Deutschland als großer Emittent gefragt, sich zu positionieren und den Wandel hin zur Klimaneutralität einzuleiten. Denn der Klimawandel ist die allergrößte Gesundheitsgefahr für das Leben auf der Erde. „Gesunde Menschen gibt es nur auf einem gesunden Planeten", so Dr. Eckart von Hirschhausen, der mit seiner Stiftung „Gesunde Erde – Gesunde Menschen" auch u. a. schon die großen Ärzteorganisationen und den Deutschen Pflegetag für ihre Beteiligung gewinnen konnte. Das korrespondiert mit den Nachhaltigkeitszielen der UN (Sustainable Development Goals), die darauf abzielen, ein gesundes Leben auf einem gesunden Planeten zu ermöglichen.

Seit 2019 fördert das Bundesumweltministerium über das Projekt „KLIK green" den Wandel und unterstützt bundesweit die Ausbildung von Personal in 250 Krankenhäusern und Reha-Kliniken zu Klimamanagerinnen und -managern. Mit energetischen und ressourcenschonenden Maßnahmen können so mehr als 100.000 Tonnen Treibhausgase und viele Millionen Euro Betriebskosten der teilnehmenden Einrichtungen eingespart werden. Der Bund für Umwelt und Naturschutz Deutschland (BUND) begleitet das Projekt, ebenso wie die Krankenhausgesellschaft Nordrhein-Westfalen und das Universitätsklinikum Jena. Bereits das Vorgängerprojekt konnte Erfolge verbuchen: 50 deutsche Gesundheitseinrichtungen vermieden mehr als 30.000 Tonnen CO_2 und sparten gleichzeitig 9 Millionen Euro Betriebskosten. Über Klimaschutz im Gesundheitswesen können nicht nur mittelbare Klimafolgekosten reduziert, sondern auch die gestressten wirtschaftlichen Ressourcen im öffentlichen Gesundheitssektor geschont werden.

Die „Deutsche Allianz Klimawandel und Gesundheit" strebt die Klimaneutralität des Gesundheitssektors bis 2035 an. Zugleich haben 38 wissenschaftliche Einrichtungen und UN-Organisationen kritisiert, dass in den vergangenen Jahren kaum Anstrengungen unternommen wurden, die hohen CO_2-Emissionen des Gesundheitssystems zu reduzieren. Das Potenzial ist also riesig. Genauso wie Finanzmärkte und Investoren mittlerweile von Unternehmen verlangen, sich Klimaziele zu setzen und diese zu erreichen, sollte man auch jede Gesundheitseinrichtung darauf verpflichten, ein eigenes, extern messbares und verbindliches Klimakonzept zu erarbeiten. Auch Medizinproduktehersteller müssen sich in Zukunft derartige Ziele im Rahmen der Selbstverpflichtung setzen, oder, falls das für eine Übergangszeit nicht funktioniert, diese Ziele per Gesetz vorgeschrieben bekommen. Dass das Ganze noch nicht rundläuft, zeigt der WKE-Prozess. Trotz der „grünen" Aspekte des Neubaus und jahrelanger Bemühungen erhielt man keine Fördergelder.

Weltweiter Vorreiter sei hier das britische Gesundheitssystem, sagt der Münchner Arzt und Geschäftsführer der „Allianz Klimawandel und Gesundheit", Christian Schulz. Unter anderem durch energieeffizienten Umbau, nachhaltigeren Einkauf und pflanzenbasierte Krankenhausernährung konnten die CO_2-Emissionen dort binnen eines Jahres um 1,3 Megatonnen reduziert werden. Die WKE setzen hier als kleineres regionales Krankenhaus auf Lieferverträge mit regionalen Bauern. Diese erhalten bessere Preise, weil die Zwischenhändlerstruktur entfällt, die Lebensmittel entstammen dem biologischen Anbau, und es wird wegen entfallender Transportwege CO_2 eingespart.

Sie sehen, im Großen wie im Kleinen geht es um konkrete Maßnahmen, von denen jede zählt. Daher sollten Krankenhausrankings künftig auch die Klimabilanz einer Gesundheitseinrichtung mit einbeziehen, um darüber die Relevanz des Themas in den Kliniken selbst zu steigern. Christian Schulz geht hier sogar noch weiter: „Wir müssen von den Lieferanten wissen, wie viel CO_2 bei der Herstellung eines Produkts produziert wurde." Wenn ein Krankenhaus Medizinprodukte einkaufe, müsse das heute vor allem möglichst billig sein. Künftig solle die Klinik in der Preis-Qualitäts-Relation jedoch auch die Nachhaltigkeitsdimension miteinbeziehen.

Das Gesundheitssystem ist also in vielfacher Hinsicht gefragt, auch die Themen Nachhaltigkeit und Klimaschutz über konkrete Maßnahmen anzugehen.

✱ *Prototypische* **Ansatzpunkte**

- Erfahrungen anderer Kliniken erfragen, falls das eigene Haus noch kein Klimaschutzprogramm hat, und Aufsetzen eines eigenen Programms,

- Projekte zur Umsetzung von Klimaschutzmaßnahmen können und sollten Spaß machen und das erzeugt – neben den ökologischen Auswirkungen – Bindung der Mitarbeiter an die eigene Klinik,

- Einführung von gehirngerechten, defragmentierten Arbeitsstrukturen in Wirtschaftsunternehmen, um die Rate stressbedingter Erkrankungen deutlich zu senken,

- Etablierung einer dem digitalen Wissenszeitalter angemessenen Führung in den Unternehmen, um dezentrale Verantwortungsübernahme und Partiziation zu ermöglichen, was auch die Gesunderhaltung stärkt.

V. *Transformations-*
prinzipien

„Von den Polynesiern wird gesagt, dass sie die damals
kaum lösbar erscheinende Aufgabe, über weite Strecken im
Pazifik doch immer wieder Landziele zu erreichen, mithilfe
bestimmter Strategien bewältigten. Sie wählten eine Richtung
und taten so, als ob in jeder Richtung ihr Ziel liegen würde. (...)
Deshalb verpflichteten sie sich nicht dazu, genau in die ange-
peilte Richtung zu fahren, sondern schauten ständig in alle
Richtungen und änderten sofort ihre Zielvorgabe, sobald sie
interessante Hinweise sahen. Die Funktion des Ziels war also
keineswegs, es unbedingt erreichen zu müssen, sondern überhaupt einmal in Bewegung zu kommen und in See zu stechen.
Hätten sie sich einer vorgegebenen Zielvorstellung gegenüber
‚versklavt', wäre das gefährlich geworden. Sie hätten nicht
mehr elastisch auf überraschende neue Informationen auf
ihrem Weg (Feedback) reagieren können. Ihre flexiblen Reaktionen werteten sie aber auch nicht als Versagen, sondern als
hohe Kompetenz. Während der Fahrten nutzten die Polynesier
Wind, Sterne, Wellengang, Vogelflug, Fischverhalten, Wolken-
informationen und andere Kontextfaktoren zur Navigation.
Wichtig war dabei aber immer, dass sie sich nicht nur ‚nach
vorne' orientierten, sondern auch ‚nach hinten' an ihrem Ausgangspunkt. So waren sie immer in der Lage, wieder umzu-
kehren und zu ihrer logistischen Quelle zurückzufinden, wenn

die Reise zu heikel für sie wurde". So Dr. Gunther Schmidt, Begründer des hypnosystemischen Ansatzes, Leiter des Milton Erickson Instituts Heidelberg und Ärztlicher Direktor des Systelios Klinik.

Diese Seefahrer waren uns im Thema agiles Handeln offensichtlich um einiges voraus. Die konsequente Nutzung von Erfahrungswissen, gepaart mit Intuition und der schnellen Reaktion auf Umfeldveränderungen, ist die Zauberformel auch für Veränderungsprozesse in Organisationen. Soziale Systeme sind nicht linear steuerbar, und deswegen bieten wir Ihnen auch keinen vollständig vorformulierten Change-Prozess für New Work in Kliniken an, sondern „nur" Prinzipien, Prototypen, Ideen, erfolgreiche Beispiele und viel Stoff zum Nachdenken. Denn sehr viele der Change-Prozess-Blaupausen scheitern, weil sie diesen Umstand missachten und über fest definierte Ziele, Projektmanagement und oberflächliche Partizipation versuchen, Veränderung in Organisationen herzustellen. Und wenn es schon vorformulierte Lösungen gibt, dann ist ja keine echte Beteiligung mehr nötig – ist ja schon alles da. Nur der Erfolg lässt auf sich warten.

Veränderung ist das Ergebnis von Unterschiedsbildung. Und die gemachten Unterschiede müssen systemische Relevanz haben, damit nicht nur Symptombehandlung stattfindet. Das haben wir schon zur Genüge betont, und das lässt sich an allen Gesetzen der vergangenen Legislaturperioden exemplarisch nachweisen. Wenn wir allerdings nur geprägt von diesen kritischen Erfahrungen auf künftige Veränderungsprozesse schauen, dann winken viele Menschen, die schon so oft versucht haben, etwas zu verändern, müde ab. Die Bilanz ist einfach zu schlecht, als dass die Motivation bestünde, sich erneut zu engagieren. Und deswegen ist es für die Gestaltung von

Veränderung in Organisationen auch so wichtig, die jeweilige Veränderungshistorie zu verstehen. Was haben die Menschen in der Organisation bislang im Thema Veränderung gelernt? Gelingen, knallende Sektkorken und eine hohe Selbstwirksamkeit? Oder haben sie zwar viele Workshops erlebt – aber mit Ergebnissen, die sich im Alltag nicht umsetzen ließen?

Zugegeben, das ist etwas polarisierend dargestellt. Aber eines ist die Basis einer der wichtigsten Prinzipien für Veränderungsmanagement: **die Unterschiedsbildung**. Und um Unterschiede zu den bisherigen frustrierenden Erfahrungen zu machen, müssen wir wissen, wie die bisherigen Veränderungen gelaufen sind und welche Erfahrungen sie vermittelt haben. Denn diesen Mechanismus kennen wir alle: Wenn wir zehnmal etwas ausprobiert haben und jedes Mal mit diesem Versuch gescheitert sind, dann ist die Wahrscheinlichkeit nicht besonders hoch, dass wir mit hoher Motivation zu einem elften Versuch antreten. Wenn sich aber die Aufgabe so verändert, dass sich ein neuer, noch „unverbrauchter" Weg zur Erreichung des Ziels erschließt, dann ist der neue Versuch nicht durch die Hypothek des Scheiterns aus der Vergangenheit belastet.

Die allererste Aufgabe lautet daher: In der Gestaltung der Veränderung einen Unterschied machen, der einen Unterschied macht (Gregory Bateson). Und so lautet auch das erste Veränderungsprinzip, das wir Ihnen unbedingt ans Herz legen wollen. Weitere Punkte sind:

- Beteiligung, Beteiligung, Beteiligung, allerdings nicht im Pseudo-Format, sondern mit echten Gestaltungschancen, für die der Rahmen zuvor klar festgelegt sein muss (siehe Spielregeln bei Gesellschaftsspielen: Alle sollen eine faire Chance zu haben, zu gewinnen),

- Ausprobieren, ausprobieren, ausprobieren. Nutzen Sie neue Methoden und erarbeiten Sie über Prototypen Lösungen, um deren Auswirkungen zu verstehen, bevor es in die Organisation gegossen wird, wie das Mockup in den WKE.

Dort wurden die Fehler erst über die Nutzung sichtbar, und so konnte der Neubau ohne diese Fehler, die erst über den Prototypen sichtbar wurden, errichtet werden. Das gilt aber nicht nur für Gebäude etc. Es gilt gleichermaßen für Prozesse und für Kooperation.

Wir hoffen, dass diese kleine Auswahl zum Thema Design Thinking Sie inspiriert. Fokussieren Sie auf Gelingendes, auf Ihre Ressourcen und Kompetenzen. Sonst landen Sie schneller, als Sie sich's versehen, wieder in einer kollektiven Problemtrance. „Das geht nicht, weil …"

Anders formuliert: Wählen Sie eine Fahrt mit der Geisterbahn oder dem Karussell? Wollen Sie sich gruseln? Oder möchten Sie sich doch lieber freuen? Den Fokus auf dem Gelingen zu halten, den Ressourcen und den Kompetenzen, ist oft nicht leicht, weil so vieles als zäh erlebt wird in der Veränderung. Aber dieser Fokus ist alternativlos, weil das eigene Erleben nun mal dadurch geprägt wird und ein Veränderungsprozess viel positive Kraft braucht, damit er gelingt.

Setzen Sie sich attraktive Ziele, denn Veränderungskraft kommt nicht aus der Vergangenheit, sondern aus der Zukunft – und: Veränderung ist ein Beteiligungsprozess. Fragen Sie sich bei allem, was Sie tun: „Welche Maßnahmen stärken das aktuell bestehende System (mittelbar und unmittelbar)? Und welche Maßnahmen führen stattdessen aus dem System heraus und stärken ein neues Verständnis von Gesundheit?"

Diese Frage sollte unser aller Leitstern sein für die Transformation des Systems. Wir wünschen Ihnen eine erfolgreiche Transformation mit Fokus auf Gelingendes – und viele knallende Sektkorken!

VI. *Ausblick*

Die Medizin der Zukunft ist digital. Operieren uns künftig nur noch Maschinen? Werden wir dereinst von Pflegerobotern gepflegt? Technisch wäre das alles künftig möglich – keine Frage. Deswegen müssen wir uns jetzt dieser ethischen Debatte stellen. Denn sobald die Robotik skalierbar ist, ist sie auch ökonomischer – und ehe wir's uns versehen, steht unser persönlicher Pflegeroboter vor uns. Aber wollen wir uns die Zukunft der Gesundheit und der Medizin so vorstellen?

Nur wenn wir uns von der Reparaturmedizin abwenden und verstehen, dass die Interaktion zwischen Arzt, Ärztin und Pflegefachkräften sowie Patienten und Patientinnen Teil der Prävention und des Gesundens ist und dass die Fachexpertise der medizinischen Berufe uns präventiv dabei unterstützen kann, gesund zu bleiben, gestalten wir ein menschenzentriertes Gesundheitswesen. Dafür tragen wir alle Verantwortung. Sie erinnern sich? Wir stehen nicht im Stau. Wir *sind* der Stau.

Die Veränderung der Gesundheitspolitik auf Systemebene und die Veränderung innerhalb des Systems auf der Interaktions- und Kooperationsebene sind zwei Seiten einer Medaille; sie bedingen einander. Wie der Prozess in den Waldkliniken gezeigt hat, ist es möglich, eigene Wege zu beschreiten. Insofern sind künftig weder Ausreden noch Verantwortungsdelegation an die Politik zulässig, denn alle Protagonisten im Gesundheitswesen tragen Verantwortung. Die leidigen Streitigkeiten zwischen diversen Berufsgruppen und Verbänden schwächen die Medizin selbst und die im Gesundheitswesen arbeitenden Menschen. Damit echte Kooperation zwischen allen Protagonisten möglich wird, brauchen wir alle ein gemeinsames großes Zielbild für die Medizin und das Gesundheitswesen der Zukunft.

Wir hoffen daher, dass dieses Buch Ihnen Ideen und Ansätze bietet, wie Sie Ihre eigene Organisation und Ihr eigenes Verhalten verändern können, um ein Stück weit in Richtung dieser Zukunft zu gehen. Denn „es fängt an, wenn einer anfängt", wie Julia von Grundherr es so treffend formuliert.

Damit wir alle jedoch nicht irgendwann beim kleinsten gemeinsamen Nenner landen, muss die Politik Maßnahmen ergreifen, wie wir sie zum Thema New-Work-Utopie in Kapitel III. dargestellt haben. Und wir plädieren – ganz utopisch – für den größten Beteiligungsprozess, den es je in Deutschland gegeben hat, einen Prozess, an dem alle relevanten Protagonisten, die Verantwortung tragen, teilnehmen, und in dessen Verlauf sie ein gemeinsames Zielbild erarbeiten. Das großartige Bürgerbeteiligungsprojekt der Robert Bosch Stiftung zeigt uns nicht nur, in welche Richtung sich unser Gesundheitswesen inhaltlich entwickeln muss. Es zeigt uns auch, welche Kräfte große Beteiligungsprozesse freisetzen können.

Wir müssen in Bewegung geraten, damit wir unser Gesundheitssystem in die bestmögliche aller Zukünfte steuern können.

193

Das New-Work-Modell für die Medizin
7 Prinzipien

3. *Partizipative Hierarchie und hybride Führung*

- Modell der partizipativen Hierarchie
- Positive Führung
- Teamarbeit und Forschung und Lehre

2. *Kooperation der Professionen*

- Multiprofessionelle Teams in Zellstruktur
- Reputationsführung
- Psychologische Sicherheit und Fehlerkultur

1. *Selbstverantwortung*

- Teams als Selbstorganisationseinheiten
- Bürokratie als Enabler
- Arbeitsflexibilisierung und Steuerungsautonomie

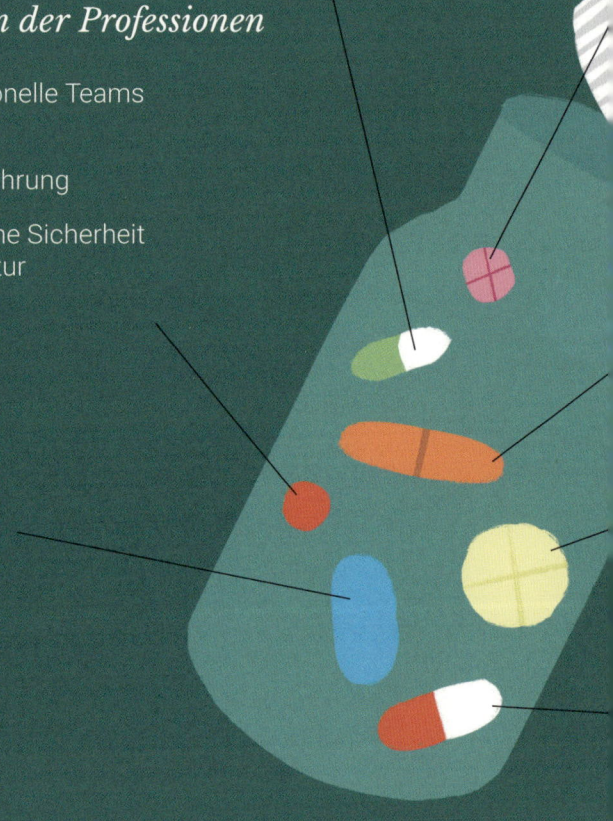

4. Sinn

- Fokus auf medizinische und pflegerische Tätigkeit
- Patientenzentrierung als Wert
- Schluss mit der Verschwendung von Engagement – Lean-Ansätze

5. Fokussiertes Arbeiten

- Defragmentierung des Alltags
- Resilienz und Selbstfürsorge als Systemfürsorge
- Design Thinking als Weg zur Fokussierung

6. Entwicklung

- Weiterbildung als Auftrag
- Entscheidungsautonomie und Selbstwirksamkeit
- Growth Mindset

7. Soziale Verantwortung

- Soziale Verantwortung der Arbeitgeber
- Verantwortung für die Menschen im Gesundheitswesen
- Gesunde Erde – gesunde Menschen

196

VII. Perspektiven aus der *Praxis*

Warum New Work integraler Bestandteil der Strategie sein muss

Charité – Universitätsmedizin Berlin

Carla Eysel, Vorständin Pflege und Personal Charité; Jörg Schäfer, Leiter Personal- und Organisationsentwicklung Charité; Johanna Führ, Referentin Personal- und Organisationsentwicklung Charité

Ursprünglich als Pesthaus vor den Toren Berlins gegründet, ist die Charité Universitätsmedizin Berlin heute eines der größten Universitätsklinika Europas mit bedeutender Geschichte. Sie nimmt eine führende Rolle in Forschung, Lehre, Krankenversorgung und den Gesundheitsfachberufen ein. Die Verbindung aus Spitzenforschung und Maximalversorgung macht die Charité zu einem wichtigen Ort der Translation, wo sich Wissenschaft und Praxis eng austauschen und wissenschaftliche Erkenntnisse schnell in der Krankenversorgung angewandt werden können. Auch international ist die

Charité eine geschätzte Partnerin.

Durch die Strategie „Charité 2030" erfährt die Charité eine Neuausrichtung, welche veränderte Anforderungen an Kultur, Führung und Zusammenarbeit stellt. Der in der Strategie formulierte Anspruch „Die Charité ist Vorreiterin in Leadership & Management einer führenden Universitätsmedizin im digitalen Wissenszeitalter. Sie setzt Standards in der Gewinnung, Ausbildung, Entwicklung und Bindung ihrer Mitarbeitenden" zeigt, wie wichtig der Erfolgsfaktor Mensch für die Zukunft der Charité ist. Die erfolgreiche Umsetzung und Implementierung wird vom neu geschaffenen Vorstandsbereich Personal und Pflege betrieben.

Trotz – oder gerade wegen – der Herausforderungen der Covid-19-Pandemie kommt dem Thema „New Work" eine bedeutende Rolle zu. Als Ort der Krankenversorgung bot und bietet die Charité sowohl in der Vergangenheit als auch heute sinnstiftende Arbeitsmöglichkeiten für die dort Beschäftigten. Und als historisch gewachsenes Unternehmen steht sie vor der großen Herausforderung, tradierte Strukturen umzubauen. Mit moderneren und flexibleren Arbeitsformen will sie in jeder Lebensphase gut zu ihren Mitarbeitenden passen und dadurch zu einer exzellenten Versorgung der Patientinnen und Patienten auch in der Zukunft wesentlich beitragen.

Strategische *Verankerung* von neuen Arbeitsweisen

Es werden veränderte Anforderungen an die Charité und ihre Mitarbeitenden gestellt. Dazu gehören beispielsweise der demografische Wandel, Digitalisierung und ganz konkret die Integration des Deutschen Herzzentrums. Eine besondere Herausforderung im Gesundheitsbereich ist der Mangel an qualifiziertem Fachpersonal. Heute sind wir noch in der Lage, relevante Positionen mit Top-Kandidatinnen und Kandidaten zu besetzen, aber auch wir müssen uns dem Wandel anpassen.

Bei New Work geht es bei uns an der Charité um Veränderungen im WIE. Aber nicht nur das: Für traditionsreiche Unternehmen wie die Charité bedeutet New Work auch, den Mut zu haben, bestehende Muster zu verlassen und neugierig auf Neues zu sein. Die Richtung gibt die Strategie „Charité 2030" vor. Dabei wird der Mensch als wesentlicher Erfolgsfaktor der Gesundheitsversorgung wertgeschätzt. Mit stärker transformational geprägter Führung als zentralem Ziel der Strategie wird diese Veränderung explizit vom Vorstand eingeworben. Wir brauchen eine stärkere Vernetzung der Berufsgruppe, übergreifende Zusammenarbeit und eine Anpassung der gegebenen Strukturen.

Schwerpunkte

Bei der Umsetzung der Strategie spielt der neu gegründete Geschäftsbereich Personal- und Organisationsentwicklung eine tragende Rolle, da dieser die Schwerpunkte für New Work an der Charité eng mitbegleitet. Dabei bildet eine umfassende Mitarbeitendenbefragung als Nullpunkt der Veränderung das Fundament, dazu kommen eine veränderte Art der Zusammenarbeit, strukturierte Führungskräfteentwicklung, professionelle Personalentwicklung und ein neu aufgesetzter Tarifvertrag.

* *Mitarbeitendenbefragung* als Standortbestimmung

Um die Ziele der Strategie 2030 erfolgreich zu realisieren, führen wir zunächst eine Standortbestimmung in Form einer charitéweiten Mitarbeitendenbefragung durch. Der Weg dahin war geprägt von intensiven Diskussionen mit Vorstand, Topmanagement und Interessenvertretungen. Auch hier brauchte das Unternehmen Mut zur Transparenz. Die Ergebnisse dieser Vollbefragung bieten der gesamten Organisation die Möglichkeit zum strukturierten Einstieg in den Austausch von Sichtweisen, Meinungen und Interessen zu zentralen, aber auch dezentralen Themen rund um das Arbeiten an der Charité. Die Umsetzung der Strategie 2030 sowie Prozesse der Organisationsentwicklung werden dadurch von Mitarbeitenden mitgestaltet und für sie erlebbar gemacht. Weitere Befragungen sind als Fortschrittsmessungen geplant, um den Transformationsprozess transparent zu begleiten.

✱ *Zusammenarbeit:* Grenzen aufbrechen und bereichsübergreifende Kooperation

An der Versorgung von Patientinnen und Patienten oder an interdisziplinärer Forschung und Translation sind immer unterschiedliche Berufsgruppen beteiligt. Dies erfordert eine interprofessionelle Zusammenarbeit. Gleichzeitig ist die Charité von einer Hochleistungskultur charakterisiert, die individuelle Spitzenleistungen fördert. Nach gründlichen Überlegungen mit dem Topmanagement entschied man sich bewusst gegen ein normatives Leitbild der Zusammenarbeit.

Stattdessen wurde der Charité-Kulturkodex entwickelt, um die Anforderungen der heterogenen Bereiche der Charité zu berücksichtigen. Der Charité-Kulturkodex bildet ein gemeinsames Grundverständnis von wertschätzender Zusammenarbeit ab, um die verschiedenen Bereiche miteinander zu verbinden. Diese Kultur lebt von Respekt, Offenheit, Mut und Fürsorglichkeit. Ergänzt wird dieses Bild durch ein erweitertes Führungsbild.

✱ *Führung* ist ein entscheidender Hebel

Unsere Führungskräfte sind ein entscheidender Hebel, um die Art der (Zusammen-)Arbeit zu beeinflussen. Daher entwickeln wir ein spezifisches Führungsmodell für die Charité. Dieses muss zum einen das hohe Maß an Spezifität der Bereiche Forschung, Lehre, Versorgung in Bezug auf ihre Kernaufgaben berücksichtigen. Zum anderen wird ein einheitliches Grundverständnis von Führung im digitalen Wissenszeitalter sichergestellt.

Über ein geteiltes und stärker transformational geprägtes Verständnis in Fragen der Haltung, der Führung und der Anforderungen an Zusammenarbeit schaffen wir die Voraussetzung für ein Gelingen des Transformationsprozesses Charité 2030. Der Wechsel von einem transaktionalen zu einem mehr transformational geprägten Führungsverständnis ist ein starker Wandel für unser System. Bestimmte Situationen, beispielsweise im OP, werden weiterhin die hohe Stabilität und Struktur eines transaktionalen Führungsstils erfordern. In anderen Situationen, z. B. in der Projektarbeit, ist der transformationale Führungsstil angemessener. Wir müssen unsere Führungskräfte sensibilisieren und dazu befähigen, in beiden Welten zu handeln. Sie müssen entscheiden, welche Situation welches Führungsverhalten erfordert.

Wir nutzen also die Spanne von transaktionaler bis transformationaler Führung, um den unterschiedlichen Anforderungen eines Universitätsklinikums gerecht zu werden. Um beiden Führungsmodellen Rechnung zu tragen und auch alle an der Charité arbeitenden Generationen einzubinden, streben wir einen der Charité eigenen, transformationalen Führungsstil an.

Vor diesem Hintergrund wird eine bereichsübergreifende Führungsentwicklung aufgebaut. Die heute entkoppelten Aktivitäten werden in 2022 zusammengeführt und in eine die ganze Charité umfassende Führungskräfteentwicklungssystematik überführt.

* *Neue Strukturen* – Nutzung verschiedener Arbeitsformen, um zusätzliches Potenzial der Organisation zu realisieren

Die Charité ist ein traditionsreiches Unternehmen mit häufig hierarchisch organisierten Prozessen und Strukturen – bei lebensbedrohlichen Situationen auf dem OP-Tisch ist das auch unumgänglich. Gleichzeitig arbeiten unsere Kolleginnen und Kollegen – gerade in der Forschung – häufig in Projekten und multidisziplinarischen Teams; dies fordert und fördert Netzwerkstrukturen.

Eine bereits angestoßene Veränderung ist die Nutzung von Departementstrukturen in Pilotbereichen. Diese Strukturen erlauben es uns, Arbeit neu zu organisieren. Führung erfolgt nicht mehr durch eine einzelne Person, sondern Entscheidungen werden nun von Führungsteams getroffen. Dadurch kann fachliche Arbeit und Führung anders aufgeteilt werden, und wir bieten unseren Mitarbeitenden vielfältigere Karrieremöglichkeiten. Hier verzeichnen wir bereits erste Erfolge.

Wir bewegen uns in einem Spannungsfeld zwischen Hierarchie und Netzwerk und streben eine wirksame Zusammenarbeit in beiden Strukturen an. Dabei bauen wir die Arbeit in Netzwerkstrukturen dort weiter aus, wo es möglich ist. Diese hybride Arbeitsweise fordert hohe Flexibilität und neue Kompetenz von Mitarbeitenden und Führungskräften

* *Fortbildung:* Chancen der Digitalisierung effektiv nutzen

Auch bei dem Aufbau und der Weiterentwicklung von Kompetenzen unterstützt die zur Charité gehörende Fortbildungsakademie unsere Mitarbeitenden mit neuen Formaten. Neben klassischen Fortbildungsangeboten wird Lernen zunehmend digitalisiert, individuell und selbstgesteuert. Seit Mai 2021 haben alle Beschäftigten der Charité die Möglichkeit, über eine Online-Lernplattform auf digitale Lernangebote zuzugreifen.

Das Themenspektrum umfasst fachliche, überfachliche und methodische Kompetenzen. Diese Form des Lernens findet eine hohe Akzeptanz, da die Lernenden selber entscheiden, wann und von wo sie lernen wollen und dies individuell in ihren Arbeitsalltag integrieren können. Es werden außerdem Blended-Learning-Formate (eine Kombination aus virtuellem und Präsenzlernen) angeboten, welche die Vorteile beider Formate miteinander verbinden. Dieses Jahr fanden zudem vermehrt fremdsprachige Veranstaltungen (als Webinar, in Präsenz und auf der Lernplattform) statt, welche kontinuierlich ausgebaut werden.

Lernen wird also von mehr Eigenverantwortung und Selbststeuerung geprägt.

* *Personalentwicklung:* Karrieren und Entwicklungswege – Ausbildung und Qualifizierung von Menschen mit den Möglichkeiten des digitalen Wissenszeitalters innovieren

Unser strukturiertes Personalentwicklungskonzept sichert die Perspektiven für den Nachwuchs in allen Bereichen der Charité. Es zielt darauf ab, die besten Talente zu gewinnen und zu halten, indem wir sie im Rahmen ihrer beruflichen Laufbahn qualifizieren, weiterentwickeln und auf dem Weg ihrer persönlichen Karriere begleiten.

Auch die Berufsbilder an sich verändern sich weiter. Dazu zählen z. B. die Etablierung neuer Berufsbilder und Entwicklungsmöglichkeiten in allen Berufsgruppen. Mit dem Strategiebaustein der Strategie Charité 2030 „Zukunft der Gesundheitsberufe" werden Synergien und Facettenreichtum der Gesundheitsberufe besser genutzt sowie klare Rollen- und Entwicklungsprofile aufgezeigt und entwickelt. Zunehmend zeichnet sich beispielsweise das Erfordernis einer stärkeren Akademisierung der Pflegeberufe ab, die auch neue Rollen und Kompetenzmodelle in der Pflege erfordert, um den Verbleib der Menschen in der Versorgung der Patientinnen und Patienten zu sichern.

Im Wintersemester hat der neue Studiengang Bachelor of Science in Pflege begonnen. Mit diesem Studiengang begegnet die Charité dem steigenden Bedarf an hochschulisch qualifiziertem Personal und kann gleichzeitig die Qualität der Pflege weiter verbessern. Aufbauend auf den sehr positiven

Erfahrungen im Bereich der akademischen Personalentwicklungskonzepte wie dem Clinician Scientists and Medical Scientists Program ist perspektivisch auch ein Aufbau vergleichbarer Programme für die Pflege denkbar.

Eine weitere Perspektive für Mitarbeitende der Gesundheitsfachberufe ermöglichen wir mit der Qualifizierung zum Physician Assistant im Rahmen eines Bachelorstudiums. Das in Deutschland relativ neue Berufsbild trägt zur Entlastung der Ärzte durch die Übernahme von delegierbaren Tätigkeiten (exkl. Tätigkeiten mit Arztvorbehalt) bei und ermöglicht die Verbesserung des allgemeinen Workflows durch Kontinuität im Personaleinsatz.

Hierdurch werden Entwicklungsmöglichkeiten für Berufsgruppen erschlossen, die bislang nicht gegeben waren.

206

Veränderte Rahmen-bedingungen **ermöglichen weitere Veränderungen**

Ein erster Erfolg aufgrund der bisherigen Schritte sowie eine Ermöglichung weiterer Veränderungen ist der im Herbst 2021 neu verhandelte Tarifvertrag „Gesundheitsfachberufe Charité". Dieser zeigt zum einen, dass es trotz anfänglicher Schwierigkeiten möglich ist, zusammen mit den in einer Gewerkschaft organisierten Kolleginnen und Kollegen zu pragmatischen und realistischen Lösungen zu kommen. Zum anderen entlastet er Mitarbeitende, gibt Raum für lebensphasen- und familienfreundliche Individualität, stärkt Ausbildung und baut ein attraktives, transparentes Entlastungssystem auf. Dieser Belastungsausgleich basiert auf einem Punktesystem (CHEPS), bei dem Mitarbeitende ihre Entlastung selbst wählen können. Ob Freizeitausgleich, Kinderbetreuungszuschüsse, Altersteilzeitkonten oder Sabbaticals – mit diesem System geben wir Mitarbeitenden die Möglichkeit, sich nach eigenen Bedürfnissen bestmöglich zu entlasten.

Auch für weitere Berufsgruppen der Charité ändern sich die Rahmenbedingungen. In 2021 wurde eine Dienstvereinbarung abgeschlossen, welche auch über die Corona-Pandemie hinaus mobiles Arbeiten ermöglicht und eine Veränderung von Präsenzkultur hin zu flexibleren Arbeitsmodellen zeigt.

Fazit

Um einen nachhaltigen, effektiven und passgenauen Wandel in der Art der Zusammenarbeit zu erreichen, ist dieses Thema fest in unserer Strategie für die Charité 2030 verankert. Strukturierte, bereichsübergreifende Veränderungen im WIE sind nötig, um den veränderten Anforderungen gerecht zu werden, um eine attraktive Arbeitgeberin für Fachpersonal zu bleiben und um weiterhin Hochleistungsmedizin anzubieten sowie mit Spitzenforschung und Translation die Grenzen der bisherigen Medizin zu erweitern.

Gerade für ein traditionsreiches Unternehmen mit unterschiedlichen Anforderungen wie die Charité sind solche Veränderungen anspruchsvoll. Wir finden unseren Weg in Richtung „New Work" und lernen jeden Tag Neues dazu.

Vorbild Startups?
Aber sicher!

Katharina Lutermann, OHA Healthcare Start-Up Accelerator; Gründerin der New Work im Krankenhaus Community

In anderen Branchen ist es ein regelrechter Hype: Von den Lenkern großer Automobilkonzerne bis hin zum Chefredakteur einer großen Boulevard-Zeitung – bei ihnen allen gehört es seit einigen Jahren zum guten Ton, Startup-Luft im Silicon Valley zu schnuppern. Aber werden große Organisationen wirklich innovativer oder bieten sie mehr Partizipation, wenn sie versuchen, den Erfolg von Facebook & Co. zu kopieren?

Ich habe da meine Zweifel. Natürlich ist es spannend zu erfahren, wie Netflix durch seine Unternehmensphilosophie „Keine Regeln" zu einem der erfolgreichsten Unternehmen der Welt wurde. Aber wenn es der erste Schritt in Richtung Innovation und New Work ist, Reisekostenrichtlinien abzuschaffen und Urlaubs-Flatrates einzuführen, überfordern wir, denke ich, Gesundheitseinrichtungen und die in ihnen tätigen Menschen.

Große Organisationen wie Krankenhäuser können nicht in gleichem Maße Risiken eingehen, experimentieren und den Status quo aufs Spiel setzen wie Startups, denn während große Tanker einen stabilen Kurs und weitsichtige Planung brauchen, können kleine Schnellbote jederzeit das Ruder herumreißen. Darauf sind sie auch angewiesen, wollen sie großen Wellen und schweren Unwettern ausweichen. Aber können Ozeanriesen vielleicht doch etwas von diesen wendigen Flitzern lernen?

Auf jeden Fall. Denn selbst als unsinkbar geltende Schiffe können untergehen, wenn sie Geschwindigkeit und Kurs nicht anpassen. Fuhren die meisten Gesundheitseinrichtungen jahrzehntelang in relativ ruhigem Fahrwasser mit kilometerweiter Sicht (den Tagessätzen sei Dank), so ist in den letzten Jahren doch dichter Nebel aufgezogen und die Unwetterereignisse nehmen zu. Die alten organisationalen Betriebssysteme taugen einfach nicht dafür, schnell auf Veränderungen von außen zu reagieren, neue Mitarbeitende zu gewinnen und langfristig zu binden – vom Schaffen eines positiven Umfelds für Patientinnen und Patienten ganz zu schweigen. Neue Methoden und Tools aus dem Startup-Umfeld bieten deshalb auch für etablierte Organisationen interessante Lösungsansätze, um ihren individuellen Weg der digitalen Transformation zu meistern.

Denn eines ist die Digitalisierung sicher nicht: ein rein technisches Problem. Natürlich braucht es das richtige Toolset, also beispielsweise mobile Endgeräte auf den Stationen oder die ePA (einen zentralen elektronischen Speicherort für medizinische Dokumente), um state-of-the-art arbeiten zu können. Doch allein die Ausstattung mit der aktuellsten Soft- und Hardware führt nicht dazu, dass Mitarbeitende damit arbeiten können. Es braucht viel Geduld, Empathie und Lernbereitschaft auf allen Seiten, um die Fähigkeiten der Beschäftigten entsprechend weiterzuentwickeln.

Und dann wäre da noch die größte Hürde: das Wollen. Solange es nicht gelingt, der Pflegekraft den Sinn zu vermitteln, warum die neue Software eingesetzt wird, wie sie selbst, die Patientinnen und Patienten davon profitieren und weshalb manche Prozesse erst einmal schlechter werden, bevor sie besser werden können – solange wird es schwer sein, die „Das haben wir immer schon so gemacht"-Haltung ernsthaft ins

Wanken zu bringen. Und nicht zuletzt gab es zugegebenermaßen auch (technische) Veränderungen, die sich im Ergebnis nicht zum Guten entwickelt haben. Auch das prägt die Erwartungshaltung.

Wobei das Wollen am anderen Ende der Pyramide, der Spitze, ein noch wichtigerer Faktor ist. Führungskräfte fordern immer häufiger ein, dass ihre Mitarbeitenden mitdenken, Chancen sehen und ergreifen, Risiken aktiv begegnen oder sich ständig weiterentwickeln sollen. Dafür müssten genau diese Führungskräfte aber auch Verantwortung abgeben, Freiräume eröffnen und Lernmöglichkeiten bieten – anstatt nur darüber zu sprechen.

Wer seine Organisation wie ein Startup auf der grünen Wiese aufbauen kann, hat es hier ungleich leichter, als wenn erst alte Silos aufgerissen und gewohnte Privilegien zurückgenommen werden müssen. Umso wichtiger ist es also, dass wir unsere Zeit weniger in das Was (was am Ende als neue Struktur entstehen soll – das weiß nämlich niemand vorher), sondern mehr in das Wie (nämlich wie wir den neuen Weg gehen wollen) investieren. Wir brauchen neue gemeinsame Prinzipien und Haltungen – und hier lohnt der Blick auf Startups unbedingt.

* *Radikale Fokussierung* auf den Kundennutzen

Startups denken von den Bedürfnissen der Kundinnen und Kunden her und können nur erfolgreich sein, wenn sie die Probleme der Zielgruppe wirklich verstanden haben und echten Kundenwert schaffen. Diese Denkweise können wir uns auch im Krankenhaus zu eigen machen – anstatt nur in Leitbildern darüber zu sprechen, den Patienten in den Mittelpunkt stellen zu wollen.

Viel zu oft denken wir die Prozesse noch so, dass sie der Hierarchie dienlich sind: Oder warum müssen Patientinnen und Patienten stundenlang nüchtern auf dem Flur warten oder morgens um 6 Uhr geweckt werden? Hier lohnt es, sich mithilfe von Design Thinking wirklich in die Bedürfnisse der Patientinnen und Patienten hineinzudenken oder mit einer Patient Journey wichtige Berührungspunkte mit der eigenen Einrichtung sichtbar zu machen – und zwar am besten schon vor der Aufnahme und auch nach der Entlassung.

* *Agile* Methoden

Wer nach wichtigen Eigenschaften von Gesundheitseinrichtungen gefragt wird, antwortet wahrscheinlich nicht zuerst mit Agilität: zu starr die umfangreichen Regularien, zu festgefahren die Strukturen. Agil sein meint jedoch, flexibel sowie anpassungsfähig zu sein und vorausplanend zu handeln. Das zeigt das medizinische Personal jeden Tag, und diese Haltung gilt es nun auch in andere Bereiche zu übertragen – in die Sitzungen, die Zielvereinbarungen und Budgetgespräche, die Übergaben und Betriebsversammlungen. Gerade dort, wo wir miteinander regelhaft in Kontakt kommen, können wir eine (neue) Kultur und eine veränderte Haltung sichtbar machen und fördern. Ob mit neuen interaktiven Zielsystemen wie „Objectives and Key Results" (OKR), Kanban-Boards für die Teamabstimmung oder neuen Interaktionsmethoden wie den Liberating Structures: Es gibt viele konkrete Tools, mit denen wir Hierarchie- und Silodenken in den Hintergrund treten lassen können.

★ *Digitale* **Tools**

Warum arbeiten Kliniken eigentlich immer noch so gern mit ausgedruckten Investitionsanträgen, langen Mail-Verteilern und CC-Odysseen oder PDFs, die ausgedruckt, unterschrieben und wieder schlecht eingescannt werden? Es ist schon klar, dass Startups deutlich leichter einen „Digital first"-Ansatz fahren und sich die digitale Infrastruktur aufbauen können, die sie brauchen. Aber auch Gesundheitseinrichtungen sind nicht an Papier und Stift gebunden.

Ob Cloud-Lösungen, Microsoft Teams, Slack, Trello, Canva oder Miro: Heute gibt es für fast alles digitale Tools, die unsere Zusammenarbeit viel einfacher und viel besser machen. Darüber hinaus kommen immer mehr Startups auf den Markt, die ganz spezielle Lösungen für Kliniken oder Pflegeheime entwickeln, um deren Kommunikation untereinander zu verbessern, Behandlungspfade digital abzubilden oder das Entlassmanagement zu vereinfachen. Hier lohnt es sich, vorweg zu gehen, indem man frühzeitig in neue technische Produkte investiert und Kooperationen mit diesen Startups aufbaut. Die Generationen von Mitarbeitenden, Patientinnen und Patienten, die in den kommenden Jahren an Bedeutung gewinnen, werden es diesen Einrichtungen danken.

★ *Schnelle* **Lernschleifen**

Im Kontext des Lean-Startup-Ansatzes kennen wir ihn als Build-Measure-Learn Feedback Loop: den fortwährenden Prozess, einen Prototyp zu erstellen, ihn mit Kunden und Kundinnen zu testen, daraus zu lernen und das eigene Produkt dementsprechend zu verbessern. Wenn wir etwas Neues erschaffen, können wir immer nur Hypothesen darüber aufstellen, wie dieses Neue angenommen wird. Je später wir unsere Innovation gemeinsam mit denen testen, für die sie gedacht ist, desto mehr Zeit verschwenden wir eventuell mit etwas, das niemand braucht.

Auch für Kliniken ist es möglich, neue Prozesse oder Strukturen in Pilotprojekten zu testen und immer wieder in kleinen Schritten anzupassen. Es braucht das schnelle Feedback der Anwender und Anwenderinnen, damit unmittelbar nachgesteuert und verbessert werden kann: Nothing is ever done!

✳ Intrapreneurship

Wer heute junge Menschen anziehen will, kommt nicht umhin, die eigene Unternehmenskultur innovationsfreundlicher zu gestalten. Immer mehr Mitarbeitende wünschen sich ein Umfeld, in dem sie selbst unternehmerisch und eigenverantwortlich handeln und sich stetig weiterentwickeln können. Dafür braucht es neue Räume – sowohl im Sinne von realen Co-Working-Spaces oder Workshop-Räumen, aber eben auch im Sinne von Freiräumen und einer grundsätzlichen Offenheit für Neues. Das ist es, was ein Startup-Umfeld auszeichnet und attraktiv macht – nicht der Tischkicker oder der Mate-Tee.

Die wichtigste Eigenschaft von Führungskräften ist es deshalb aus meiner Sicht, den eigenen Mitarbeitenden zu vertrauen. Sicher, an manchen Stellen in Krankenhaus braucht es eine klare Hierarchie, weil es wirklich um Leben und Tod geht. An sehr vielen anderen Stellen ist das aber nicht der Fall. Deshalb: Ermutigen Sie die Pflegekraft, den Rezeptionisten oder die Controllerin, eigene Ideen umzusetzen. Und wann immer das Urteil zu einer Veränderung „Good enough for now, safe enough to try" lautet, sagen Sie: „Ja!"

Wer sich als etablierte Organisation wirklich zukunftsfähig aufstellen will, sollte den Austausch mit Startups suchen. Zukunftsfähigkeit meint dabei für mich nicht nur, bessere und zunehmend digitale Prozesse aufzusetzen, sondern vor allem auch, die Art und Weise der Zusammenarbeit zu verändern. Das Gesundheitssystem der Zukunft muss sicherlich digitaler sein, aber eben auch kollaborativer, diverser und menschenfreundlicher. Ohne Raum für Innovationen und den Mut, diese neuen Ideen auch auszuprobieren, werden wir die enormen Herausforderungen im System kaum bewältigen können.

Kreativität entsteht häufig an den Schnittstellen, wenn wir Kenntnisse aus unterschiedlichen Erfahrungsgebieten zusammenfügen, um neue und bessere Ideen hervorzubringen. Um das Gesundheitssystem positiv gestalten zu können, brauchen wir ein ehrliches Interesse daran, voneinander zu lernen – dann sind wir Tanker und Schnellboot auf einer Route, die allen Passagieren beste Aussichten verspricht.

Der Patient als Gast – Waldkliniken Eisenberg

Joachim Hladik, Leitung Marketing

Wenn man sich dieser Tage in der deutschen Krankenhauslandschaft umsieht, könnte einem bange werden: Beinahe kein Tag vergeht, ohne dass man von völlig überlasteten Ärztinnen und Ärzten hört, die sich zunehmend nicht mehr in der Lage sehen, ihren hippokratischen Eid zu erfüllen. Oder man liest von Pflegekräften, die einfach nicht mehr können und den Kliniken von der Fahne gehen, und von Patienten und Patientinnen, die sich in einer beklemmenden Umgebung unzureichend versorgt und nicht gehört fühlen – medizinisch und persönlich.

Die meisten Beteiligten erleben Kliniken als ein System, das mit jedem Jahr schlechter funktioniert – obwohl alljährlich mehr Geld in das System gepumpt wird und es durchaus Reformen gibt. Der Gedanke könnte einem kommen, dass man sehr gesund sein sollte, wenn man ins Krankenhaus geht. Und krank wird, wenn man dort arbeitet.

Doch nun schließen Sie kurz die Augen und stellen Sie sich vor: eine Klinik als Ort, an dem sich Patientinnen und Patienten wohlfühlen und die Chance haben, gut beraten in einer angenehmen und ästhetisch ansprechenden Umgebung wieder gesund zu werden. Ein Arbeitsumfeld, in dem die Pflegenden gesund bleiben und sich keine neuen Jobs suchen wollen. Ein Krankenhaus, in das Angehörige gern kommen und in dem sogar das Essen hervorragend schmeckt. Kurz: Sie denken an einen Ort, an dem das Wort Heilung eine große Rolle spielt – und das alles in einem Kreiskrankenhaus der Regelversorgung. In Deutschland!

Das gibt es tatsächlich, und zwar in den Waldkliniken Eisenberg (WKE), einem seit Herbst 2020 in den Medien als „Wunder von Thüringen" (SZ) gefeierten Projekt, das seinen großen Erfolg mehreren grundsätzlichen und plausiblen Entscheidungen verdankt: einem ernstgemeinten und umfassenden Change Management, der Einbeziehung aller Mitarbeitenden in diesen Prozess und einem (Gebäude-)Konzept, bei dem die Patientinnen und Patienten als Gäste gesehen werden und in dem die Aufenthaltsqualität eines Sterne-Hotels das ausgegebene Ziel war. Das Ergebnis: Die Waldkliniken Eisenberg wurden 2021 laut einer unabhängigen Studie des F.A.Z.-Instituts als eines der drei besten Krankenhäuser Deutschlands in der Größe 150 bis 300 Betten ausgezeichnet. Und der Neubau war, wie WKE-Geschäftsführer David-Ruben Thies anmerkt, „pro Quadratmeter nicht teurer als ein gängiger Krankenhausbau in gleicher Größe".

* *Die schöne Form gewinnt:* Architektur und Natur

Als Anfang 2010 feststand, dass das bisherige Bettenhaus der WKE nicht mehr saniert werden konnte, sollte es eben nicht in erster Linie um Baumassen, technische Lösbarkeit, interne Abläufe und Bettenzahlen gehen, sondern um eine Vision. Geschäftsführer David-Ruben Thies entschied sich für „Design Thinking" und wählte einen strategischen Ansatz, der eigentlich alles umfasst: das Gebäude selbst und seine Umgebung, die Nachhaltigkeit des Neubaus, die Gastronomie, die Ästhetik, die Zugänglichkeit und Praktikabilität der Zimmer für Patienten wie Pflegende, Social Media und Digitalisierung, einen guten Umgang mit Patienten und Mitarbeitenden. Und die Einbeziehung aller Mitarbeitenden in diese Vision.

Also entwarf der preisgekrönte Mailänder Architekt Matteo Thun, der sonst Hotelbauten im Luxussegment realisiert, zusammen mit dem Architekturbüro HDR Germany, spezialisiert auf Bauten in Gesundheitswesen, Forschung und Lehre, eines der innovativsten Krankenhausgebäude in Europa. „Hospes", das lateinische Wort für Gast, ist hier der zentrale Begriff. Und die Idee des willkommenen Gastes ist der Kern des Konzepts für das neue Gebäude der Waldkliniken Eisenberg. Die Z-förmigen Zimmer mit Privatbereichen, Wintergärten für jeweils vier Patienten – überhaupt gibt es viel Grün drinnen wie draußen und viel Tageslicht –, Sichtbarkeit und Ansprechbarkeit des Personals, ermöglicht durch die Raumgestaltung, bieten nun nicht nur Transparenz zur Natur draußen, sondern auch Transparenz nach innen. Die Fenster kann man öffnen, man hört den Wind und kann Wald, Erde und Wetter draußen wahrnehmen.

Hinzu kommt die harmonische Optik des kreisförmigen Baus mit seiner hölzernen Außenfassade, die sich mit der Zeit grau verfärbt und so das Gebäude natürlich ins Umfeld integrieren wird. Der Einsatz nachwachsender Rohstoffe, die Verwendung eines Teils der Betonkonstruktion für die Temperaturregelung der Bettenzimmer über eine Betonkernaktivierung und ein Eisspeicher als Quelle für die saisonale Grundtemperatur zur Heizung und Kühlung sorgen für eine Verbesserung der CO_2-Bilanz.

Die Patientenzimmer selbst wurden durch die versetzte Anordnung der Betten und Bäder ganz im Sinne des

Healing Environments entworfen. Wer möchte, kann sich hier auch mal zurückziehen – oder umgekehrt im Wintergarten die Gemeinsamkeit mit den anderen Patienten suchen, was den individuellen Heilungsprozess fördert. Und das Essen? Man bekommt es nicht „aufs Zimmer gebracht", sondern geht, wenn möglich, im Restaurant essen. Das mobilisiert und motiviert auf dem Weg zur körperlichen und seelischen Gesundung.

✳ *Der Kern der Sache:* Beteiligung der Mitarbeitenden

Es geht in Eisenberg um etwas sehr Umfassendes, nämlich Healing Environment. Das ist hier keine Worthülse, sondern ein ganzheitliches Konzept, das darauf abzielt, Patienten und Angehörige während eines Klinikaufenthalts keinen unnötigen Belastungen auszusetzen, ihre Sorgen zu eliminieren, ihr Wohlbefinden zu sichern und schon gar nicht ihre Würde zu verletzen. Diagnose- und Therapieansätze sollen so gestaltet sein, dass die Selbstheilungskräfte der Patienten wirken können, dass sie sich respektiert und gut informiert fühlen.

Dies alles fußt auf einer guten medizinischen Versorgung und innovativen Pflegekonzepten, vernünftigen Unit-Strukturen und digitalen Lösungen – und der bereits erwähnten über zehn Jahre hinweg aufgebauten und praktizierten Einbeziehung aller Mitarbeitenden, von der Chefärztin bis zur Putzkraft.

Denn es war von vornherein klar, dass sie alle am Veränderungsprozess beteiligt werden sollten. Es begann mit einer Großgruppenintervention als Auftakt der Partizipation, moderiert von internen, selbst ausgebildeten Moderatorinnen und Moderatoren. Alle Beschäftigten sollten sich hier zu den Konzepten und Plänen des Neubaus äußern können, und an zwei Tagen im Sommer 2013 wurden zusammen mit den Architekten in der Stadthalle in Eisenberg durch sieben Themenstationen rollierend knapp 1.300 Themenkarten mit Anmerkungen gesammelt.

In den Folgejahren gab es immer wieder anknüpfende Meetings. Die jeweils aktuellen Baupläne standen allen Beteiligten als ständiger Aushang im Flur der Geschäftsleitung zur Verfügung. Es gab spezielle Runden mit diversen Gruppen, also den einzelnen Fach- und Themengruppen, in denen über gute und bezahlbare Lösungen für den Neubau diskutiert wurde. Pläne, Flipcharts und Pinnwände wurden mit Anmerkungen gefüllt und alle Ergebnisse von den Beteiligten signiert. Das wichtigste Prinzip lautete: Jede der im Sommer 2013 gesammelten Themenkarten sollte bearbeitet werden, d. h., zu jeder Idee sollte – und zwar transparent – eine gemeinsame, immer begründete Position erarbeitet werden. Und das gelang.

Um aber nicht nur auf der Grundlage von Plänen zu entscheiden, beschloss die Krankenhausleitung, das wichtigste Element, nämlich die Patientenzimmer samt den angrenzenden Fluren, als 1:1-Modell auf dem Klinikgelände zu errichten. Hier konnten die Mitarbeitenden – also diejenigen, die später in dieser Umgebung arbeiten würden und die am besten wussten, worauf es ankam – ganz konkret die Materialien, die Bäder, die Anordnung der Betten usw. testen. Auch für andere Fragen wurden immer wieder Versuchsreihen entworfen und durchgeführt, nicht zuletzt für die alltäglichen Abläufe im Krankenhaus: Wie und wo sollten die Patientinnen und Patienten aufgenommen, wie und wo die Betten gereinigt werden? Und das Catering? Die Belegschaft unternahm Studienreisen zu anderen innovativen Krankenhäusern, um sich inspirieren zu lassen.

Kurzum: Alle Mitarbeitenden waren unmittelbar an den Entwürfen für ihre zukünftige Arbeitssituation und -organisation beteiligt, und sie würden daher die Versorgung der Patientinnen und Patienten später bestmöglich steuern können. Sie mussten die ihre Arbeit betreffenden Veränderungen nicht abwarten („Was wird da wohl entschieden?"), sie mussten nicht beklommen auf die Vergangenheit zurückblicken („Das wird ja doch wieder nichts!"), sondern sie entwickelten eine Vision ihrer Arbeit. Die zentrale, alle Beteiligten betreffende Frage lautete: „Wo will das Haus hin?" Dies wiederum taten die Mitarbeitenden nicht einfach den Zielen der Unternehmensleitung folgend – geplant war nämlich ursprünglich ein sogenannter Real Time Strategic Change (RTSC), was den Prozess insgesamt sehr beschleunigt, aber auch viele der Beteiligten nicht wirklich mitgenommen hätte –, sondern auf der Grundlage eines neuen Konzepts für eine Bottom-up-Partizipation der Kolleginnen und Kollegen, dem sogenannten Dialog Zukunft. Dort wurden – und zwar unabhängig von den Vorstellungen der Klinikleitung – Probleme, Wünsche und Ziele der Beschäftigten gesammelt, bearbeitet, diskutiert – und den Visionen der Krankenhausleitung gegenübergestellt. Das begann im Frühjahr 2014 an zwei Nachmittagen in der Eisenberger Stadthalle. Diesmal wurden knapp 1.000 Karten beschriftet, die zusammengestellten Themen vernetzt und auf dieser Grundlage wiederum 15 Zukunftsfragen entwickelt.

Diese Fragen wurden zwei Jahre lang in vier Teilprojektteams mit je zehn bis zwölf Teilnehmern und Teilnehmerinnen aus allen Berufsgruppen vierzehntäglich bearbeitet. Dafür stellte man die Beteiligten von ihrer Arbeit frei, und sie durften jede Person aus dem Hause hinzuzuziehen, die sie für die

Bearbeitung der Themen brauchten. Die Krankenhausleitung holte zudem für einige Umsetzungsthemen externe Experten und Expertinnen dazu, denn alle diese Themen – von den Studienreisen bis hin zur neuen IT – mussten ja strukturiert werden.

Merke: Ein solcher Prozess wird weder nebenher erledigt noch darf er ungeplant stattfinden – und schon gar nicht handelt es sich um Träumerei. Aber es gelang hier ein sich aus sich selbst heraus entwickelnder Prozess, dessen Grundlage kein fester Plan war, denn genau der wäre gescheitert. Es gab eine Überzeugung, gemeinsame Werte – und einen besonderen Gedanken: Wenn Kliniken 20 Prozent Rendite erwirtschaften können, dann muss es doch möglich sein, mit 5 bis 8 Prozent Rendite für die nötigen Investitionen zu arbeiten und den Rest in Qualitäten aller Art fließen zu lassen: Arbeitszufriedenheit der Belegschaft, Wohlbefinden der Patienten und Patientinnen, Qualitätssicherung, Ergebnisqualität ... Und noch etwas zählte: die Überzeugung, dass ein partizipativer Ansatz zu einer höheren Identifikation der Mitarbeitenden mit dem Unternehmen führt – etwas, das zukünftig immer wichtiger werden wird. Dies gilt für Kliniken im besonderen Maße, da sich hier die Zufriedenheit der Belegschaften zunehmend in Richtung Minusbereich bewegt.

Den Waldkliniken Eisenberg ist jedenfalls der Nachweis gelungen, dass man den fatalen Verwerfungen in der Kliniklandschaft nicht hilflos ausgeliefert ist: Die Pflege wurde deutlich gestärkt, alte Gedankenmuster („Die da oben müssten ...") konnten durch neue Ideen („Wir machen, und zwar auch ich ...") abgelöst werden. Der Neubau des Bettenhauses wurde von den Beteiligten wesentlich mitgestaltet, und durch die permanente Zusammenarbeit in wechselnden Teams konnte Silodenken durch Prozessdenken abgelöst werden. Das wechselseitige Vertrauen wurde gestärkt, und nicht zuletzt konnte man iterative Vorgehensweisen erproben und einüben.

Es ist freilich nicht gelungen, alles umzusetzen, von dessen Vorteilen man überzeugt war. Während der jahrelange Prozess lief, ging es manchmal nicht voran und manchmal sogar ein paar Schritte zurück, manchmal fehlte auch einfach die Energie. Der Umzug ins neue Gebäude 2020 wurde – durch Corona bedingt – ohne viel Aufhebens gestaltet, aber dennoch medial sehr wahrgenommen. Und auch wenn die sogenannten Beteiligungsrunden zunächst nicht mehr stattfanden, weil die Pandemie einfach zu viele Kräfte band, ist das Thema Beteiligung allen Mitarbeitenden doch so in Fleisch und Blut übergegangen, dass schon wieder zwei neue Themen auf der gemeinsamen Agenda stehen: eine Bildungsbedarfsanalyse und eine Neuregelung der Arbeitszeiten.

223

Vision, Entwurf, Traum, Zukunft, Neugestaltung, Change, Umbruch – es gibt viele alte und neue Begriffe im Wortfeld der Veränderung. Hier jedenfalls wurde nicht nur ein Klinikgebäude errichtet, sondern auch ein neues Haus in den Köpfen.

Die Waldkliniken Eisenberg – Deutsches Zentrum für Orthopädie (WKE) sind ein Krankenhaus in kommunaler Trägerschaft des Saale-Holzlandkreises Thüringen mit Minderheitsbeteiligung des Universitätsklinikums Jena/UKJ, mit den Kliniken für Innere Medizin, Chirurgie sowie Anästhesie sowie einem Orthopädischen Schwerpunkt und Sitz des Lehrstuhls für Orthopädie des UKJ.

Organisationsentwicklung im Krankenhaus: Es fängt an, wenn einer anfängt! Drei Miniaturen aus der Praxis

Julia von Grundherr, Team- und Organisationsentwicklerin Spielraum Consulting; Gründerin der New Work im Krankenhaus Community

Ich bin ein Bumerang. Nach zehn Jahren als Kliniksprecherin wurde ich systemische Organisationsentwicklerin und lernte auch andere Branchen kennen. Dort machte man sich schon länger Gedanken über Veränderungsbegleitung, Teamkommunikation, Partizipation, Experimentierräume – alles Dinge, die es zu dieser Zeit im Gesundheitswesen in nur sehr rudimentärer Form gab. Als die Pandemie ausbrach und den Personalmangel und die Arbeitsbedingungen in Krankenhäusern wie unter einem Brennglas erscheinen ließ, erwachte mein Interesse erneut. Und ich fragte mich: Warum sind so viele Player in der Klinik eigentlich so überzeugt davon, dass sie machtlos sind? Dass sich nichts von innen heraus verändern kann? Dass ausschließlich ein radikaler Wandel der äußeren Rahmenbedingungen Abhilfe schaffen kann?

Denn ich glaube wie der New-Work-Urvater Frithjof Bergmann an die Kraft kleiner Schritte. An Spielräume, die jede und jeder finden und nutzen kann. Das heißt nicht, dass sich Politik und Gesellschaft nicht mächtig ins Zeug legen müssen. Es heißt aber, dass zusätzlich ein innerer Wandel notwendig ist, damit Pflegende und Ärztinnen Bedingungen vorfinden, zu denen sie gern, gesund und gut arbeiten können. Wo sind die Pioniere in den Kliniken, die Veränderungsimpulse geben? Und vor allem dranbleiben an der Veränderung? Es gibt sie, und ich freue mich darüber, dass ich mit einigen von ihnen arbeiten kann. Sie sind Hoffnungsträger. Drei Stories aus meiner Praxis als Begleiterin des Wandels sollen das verdeutlichen.

✳ Käfig

Der Vorstand eines Gesundheitskonzerns hatte eine Entscheidung mit Spaltungspotenzial getroffen. Diese Entscheidung betrifft zwar in erster Linie die Pflege, würde aber in ihren Auswirkungen alle am Behandlungsprozess Beteiligten berühren. Die Organisationsentwicklerin des Hauses beruft einen Workshop zur gemeinsamen Risikobewertung ein. Geladen werden neben Pflegenden-Vertretern (Schüler bis Rentnerin, Teilzeitkraft bis PDL), Personalern und Kommunikationsfachleuten auch zwei Ärztevertreter. Letzteres sorgt für Verärgerung bei einem hierarchisch hoch angesiedelten Pflegenden: „Das können wir allein! Warum müssen da Ärzte eingeladen werden?"

Dieses Symptom ist mir schon häufiger begegnet: Pflegekräfte lehnen einen gemeinsamen Innovationsprozess mit anderen Berufsgruppen ab, weil sie durch deren Beteiligung ihre Kompetenz als abgewertet empfinden. Woran könnte es liegen, dass es wichtiger scheint, das eigene Einflussgebiet zu verteidigen, statt im Sinne des gemeinsamen Ziels zusammen nachzudenken?

Vielleicht deswegen: Die in den Köpfen tief verwurzelte Berufshierarchie von Medizin (Ober) versus Pflege (Unter) hat hier dazu geführt, dass die eigentlich postulierten Bestrebungen, auf Augenhöhe agieren zu wollen, paradoxerweise als Angriff gewertet werden.

Was tun? Klinik-Units, in denen solche Spannungen keine Rolle spielen, zeichnen sich durch eine gemeinsame Perspektive aus. Entscheidungen werden gemeinsam getroffen, Ärztin und Pflegender agieren als Team mit einem gemeinsamen Ziel. Notaufnahmen sind da oft gute Beispiele. Wo es um die akute, schnelle Versorgung kritischer Patienten geht, ist das gemeinsame Ziel unmittelbar präsent – anders als in vielen anderen Einheiten. Ohne gegenseitiges Vertrauen, enges Hand-in-Hand-Arbeiten und auch ständiges Reflektieren der Prozesse geht es nicht.

Voneinander lernen könnte ein Weg sein: Erfolgsteams teilen ihre Erfolgsgeheimnisse mit anderen Teams. Interprofessionelle Zusammenarbeit wie fachliche Weiterbildungen zu institutionalisieren und die Leute zu schulen, könnte ein weiterer Ansatz sein – und bitte so früh wie möglich: An der Heidelberger Uniklinik z. B. gibt es ein Projekt, bei dem Tandems aus Pflegeauszubildenden und Medizinstudierenden gemeinsam auf Visite gehen und dabei so selbstständig wie möglich agieren – natürlich mit einer guten Hintergrundbetreuung. Eine bereichernde Erfahrung für Lernende, arrivierte Fachkräfte und Patienten – und der Grundstein für auch später gelingende sowohl einander als auch dem Patienten zugewandte Teamarbeit.

Im Fall unseres Risiko-Workshops wurde die Spannung allerdings anders aufgelöst: Die eingeladenen Ärztinnen sagten ihre Teilnahme kurzfristig ab – zu viel zu tun auf Station.

* Drohnenflug

Eine Klinikgeschäftsführerin mit Ambitionen hat erst vor kurzem das Ruder übernommen und stellt fest: Die Verwaltungsabteilungen schmoren im eigenen Saft und verteidigen lieber mit Verve die eigenen Prozesse, als aufeinander zuzugehen. Viel zu viel Energie verpufft auf diese Weise. Ihre Analyse lautet: „Den Kollegen ist nicht ausreichend bewusst, dass sie eigentlich für die bestmögliche Versorgung unserer Patientinnen und Patienten hier sind. Wie können wir das in den Vordergrund bringen?"

So kommt es, dass IT-, Controlling-, Einkaufs-, Marketing-, Personal- und Buchhaltungsmenschen parallel ihre Kern-Tätigkeiten herausarbeiten und auf Post-its schreiben. Und diese Zettel auf einem langen Zeitstrahl anordnen, der die Reise des Patienten durch das Krankenhaus von prä- bis poststationär repräsentiert. Auch Pflegende und Vertreter der Ärzteschaft machen mit. In kleinen Gruppen stellen die Kolleginnen und Kollegen einander ihre Beiträge vor. Das Herauszoomen aus dem eigenen Dunstkreis bewirkt ad hoc verschiedene Dinge:

- Der Drang, das eigene System stabil zu halten, lässt beim Blick auf das Gesamtsystem etwas nach.

- Der Bezug zum Patienten – ob mittelbar oder unmittelbar – wird sichtbar.

- Es entsteht sofort Kommunikation – über Zuständigkeiten, richtige oder fragwürdige Zeitpunkte, Klärungsbedarf, Verbesserungsideen.

- Der Perspektivwechsel öffnet Spielräume, die verhandelt werden können.

Diese Initialzündung setzte in jener Klinik den Ton für einen Wandel, der auf gemeinsamen Fokus setzt. Klappt im Alltag nicht immer, aber immerhin immer öfter.

✳ Kolibri

Ein Chefarzt bekommt Herzklopfen: Der Konzern, in dem er tätig ist, plant Sparmaßnahmen, von denen auch der ärztliche Dienst betroffen sein wird. Er sieht die geplante Lösung kritisch – begnügt sich aber nicht damit, einfach bloß dagegen zu sein. Um die Ecke denken möchte er, mit den Co-Chefärzten und -ärztinnen einen Thinktank bilden und schauen, ob sie nicht mit gemeinsamer Anstrengung eine gute Alternative finden. Er ahnt: Ohne Struktur und Rahmen schaffen sie das nicht, sie sind es nicht gewohnt, in solchen Formationen zu arbeiten. Der Geschäftsführer willigt ein, das Experiment zu wagen, und genehmigt einen Workshop-Tag.

Die Vorgespräche mit allen Teilnehmenden ergeben ein recht homogenes Bild: Man warnt vor sich selbst als schwieriger Klientel. Fragt, ob die Beraterin einschlägige Erfahrung mit Chefärzten habe. Glaubt kaum an einen Erfolg. Die Mehrheit ist zwar der Meinung, dass sich was ändern sollte, glaubt aber nicht, dass dies im jeweils eigenen Fall umsetzbar sein wird – aus diversen Gründen.

Klassische Negationsphase also: Sie kommt in Veränderungsprozessen nach dem initialen „Schock" bei Eintritt bzw. Ankündigung des Change. Auf die Verneinung folgt das kognitive Verstehen des eigenen Betroffenseins, dann unweigerlich der emotionale Absturz ins tiefe Tal der Frustration. Aber erst in der Talsohle kann ein emotionales Annehmen der neuen Situation entstehen. Das Level an Energie und Handlungsfähigkeit steigt und fällt dabei wie auf einer Achterbahn und stabilisiert sich erst, wenn durch Ausprobieren neue Wege entstehen und integriert werden – und so ein neuer Normalzustand erreicht ist. Dieses Phasen-Modell fußt auf der Trauerforschung der Soziologin Elisabeth Kübler-Ross und leistet immer wieder wichtige Dienste für die Analyse: Nicht jeder, nicht jede befindet sich gleich lang in den beschriebenen Phasen, und es sind auch nicht alle gleichzeitig in derselben Phase – es hilft, sich das bewusst zu machen.

Das Verorten auf der Change-Kurve schärft auch für die Chefarztrunde die Zielsetzung nach: Bevor irgendjemand mit Lösungen kommt, braucht es ein gemeinsames Bild vom Ernst der Lage und gegenseitiges Verständnis. Also führt der Geschäftsführer zu Beginn noch einmal den Beteiligten die Fakten vor Augen – per Beamer und in aller Deutlichkeit. Und dann geht's los: In Paaren schildern die Teilnehmenden einander die Situation in ihren Abteilungen. Einer erzählt, die andere hört nur zu, dann Rollentausch. In der nächsten Runde formieren sich die Paare zu Vierergruppen, in denen jeder und jede die Lage der Kollegen aus der ersten Runde schildert. Der Effekt dieses – an die Appreciative Interviews aus dem Methodenkoffer der Liberating Structures angelehnten – Vorgehens ist jedes Mal enorm: Das Zuhören verändert sich, wenn es nicht ums Antworten, sondern ums Verstehen und Paraphrasieren geht.

Solcherart aufgewärmt, geht die Gruppe dann ans gemeinsame Entdecken von Lösungsspielräumen – und findet tatsächlich welche, die derzeit in verschiedenen AGs innerhalb der Klinik konkretisiert werden. Chefärzte sind eben auch nur Menschen.

Leidenschaft und Nutzer-zentrierung in der Verwal-tung über den Einsatz von Design Thinking & Co.

Susanne Nitzsche, Expertin für New Work und agile Methoden

* *Design* Thinking

Was ist das eigentlich wirklich? Design Thinking ist eine Herangehensweise für die nutzerorientierte Gestaltung von Lösungen, die in den 1980er-Jahren entwickelt und ursprünglich im Bereich Produktentwicklung genutzt wurde. Aber Design Thinking bietet auch sinnvolle Ansätze für die Gestaltung von Lösungen im Verwaltungsbereich, sei es in der öffentlichen Verwaltung, in Unternehmen – oder eben auch in Kliniken. Hinter all dem steckt die Idee, die kreativen und agilen Denk- und Arbeitsweisen von Designern und Designerinnen auf andere Bereiche zu übertragen. Es geht nun darum, Dienstleistungen so zu gestalten, dass sie sowohl nützlich sind (Probleme lösen und Bedürfnisse erfüllen) als auch leicht nutzbar (leicht verständlich und möglichst angenehm).

Die sechs Phasen im Prozess des Design Thinking sind: Verstehen, Beobachten, Ideenfindung, Verfeinern, Ausführen und Lernen. Dabei werden diese Phasen nicht nur linear betrachtet und vollzogen; vielmehr ist es innerhalb jeder Phase möglich, zu einer anderen Phase zurückzukehren oder weiter vorwärts zu gehen. Dies stellt sicher, dass weitere Erkenntnisse erworben werden bzw. im Prozess mitbedacht werden können. Dabei arbeiten verschiedene Personen mit unterschiedlichen Kompetenzen, ungleichem Wissen und Hintergrund in einem kreativen Umfeld zusammen, um die Bedürfnisse ihrer Nutzergruppe zu beobachten und anschließend weitere Konzepte zu entwickeln. Diese Lösungen werden dabei immer wieder geprüft und verbessert.

Ganz allgemein gefasst ist Design Thinking also ein Methodenset, das auf agilen, innovativen Arbeitsprozessen gründet – und sie weiterhin ermöglicht. Und es ist ein Mindset, das die Nutzerinnen und Nutzer mit ihren Bedürfnissen konsequent in den Mittelpunkt stellt. Letzteres bildet sozusagen den glühenden Kern des Ganzen: Für ein Krankenhaus bedeutet es z. B., dass die Ängste, Hoffnungen, Bedürfnisse und Fragen von Patienten, Patientinnen und ihren Verwandten in den Blick genommen werden, und zwar nicht nur aus der – sicherlich kompetenten – Perspektive von ärztlichem und pflegendem Personal, sondern auch aus der Perspektive der Betroffenen selbst.

Ein Beispiel: Führungskräfte des Rotterdam Eye Hospitals führten mit Design Thinking mehrere wirkungsvolle und dennoch kostengünstige Innovationen ein, die sowohl die Patientensicherheit als auch die Behandlungsqualität erhöhten, die Auslastung der Klinik um 47 Prozent steigerten und diverse Sicherheits-, Qualitäts- und Designpreise nach sich zogen. Der Ausgangspunkt: Führungskräfte, Mitarbeiterinnen und Mitarbeiter wollten verstehen, wie sich die Patienten und Patientinnen fühlten, wenn sie das Krankenhaus betraten, und was getan werden konnte, damit es ihnen dabei besser ging. Sie erkannten, dass die meisten Ankömmlinge Angst davor hatten zu erblinden, und so wurde es ihr erstes Ziel, diese Ängste zu reduzieren. Und so ging es weiter – aus dem kühlen, nur nach funktionellen Maßstäben errichteten Krankenhaus wurde nach und nach ein heller, vertrauenerweckender Ort.

* *Medizinisches Personal* und Krankenhausverwaltung

Zu den Nutzerinnen und Nutzern der Strukturen in einem Krankenhaus gehören aber nicht nur die Patienten, sondern auch Ärztinnen, Ärzte und Pflegekräfte. Und zu diesen Strukturen gehört auch die Verwaltung einer Klinik. Hier hapert es jedoch zumeist noch gewaltig. Wie überall sonst in Deutschland bleibt man auch in den meisten Krankenhäusern weit hinter den Möglichkeiten zurück, die moderne und digitale Arbeitsstrukturen bieten könnten. Und das beansprucht das ohnehin schon überlastete Personal noch mehr. Dazu „ein Blick nach draußen": Im Bereich der öffentlichen Verwaltung fordern z. B. Simone Carrier und Jan-Ole Beyer in ihrem „Manifest für eine richtig digitale Verwaltung" ein konsequentes Denken von den Bürgerinnen und Bürgern her: „Nutzer*innen first, Hierarchie second". Und das muss in Zukunft auch für Kliniken gelten, denn die internen Kunden – hier die Mitarbeiterinnen und Mitarbeiter der Kliniken selbst – werden noch viel zu selten in den Mittelpunkt dieser Initiativen gestellt. Die Frage ist doch ganz einfach: Wer muss mit der Bearbeitung der Verwaltungsleistung und/oder mit ihrem Ergebnis leben?

Und: Im Zuge der Digitalisierung müsste man doch eigentlich von einer Verwaltung guten Service wie eine kompetente, zeitnahe und flexible Bearbeitung von Anliegen und eine hohe Nutzerorientierung erwarten. Und wenn schon nicht sofort, so sollte es doch ein Leichtes sein, diese Transformation zügig in Gang zu setzen, oder? Es liegt jedenfalls nicht daran, dass es in der Vergangenheit an Ideen und Verbesserungsvorschlägen gemangelt hätte, um die Effektivität und Effizienz dieser Strukturen auch in den Kliniken zu verbessern. Aber man gewinnt den Eindruck, dass die Modernisierung der (klinischen) Verwaltung nur wenigen Organisationen gelungen ist.

∗ *Was* ist zu tun?

Wie können Design Thinking, agile Methoden und Digitalisierung das Ganze vorantreiben? Um dem Nachholbedarf gerecht zu werden, müssen die Verwaltungsprozesse jedenfalls an den Nutzern und Nutzerinnen, hier also dem Klinikpersonal, ausgerichtet werden. Dabei sind eine gute Projektorganisation, eine vertrauensvolle Zusammenarbeit sowie die aktive Mitwirkung aller Verwaltungsbereiche unabdingbare Voraussetzungen für das Gelingen. Darüber hinaus können externe Impulse sinnvoll sein, um den Prozessbeteiligten die Möglichkeit zu geben, die interne Perspektive verlassen.

Und wie könnte ein solcher Prozess aussehen? Gerade in Deutschland, dem Land der Ingenieure, herrscht nämlich eine Kultur, die darauf abzielt, Kundeninnen und Kunden eine fertige Lösung mit allen erdenklichen Funktionen zu präsentieren. Dies ist aber hinderlich bei der Implementierung von New-Work-Instrumenten in der Verwaltung, widerspricht es doch dem Vorgehen, frühzeitig mit der Nutzergruppe in den offenen Austausch zu gehen und eventuelle Lösungswege zu hinterfragen. Für die erfolgreiche Eingliederung neuer Arbeitsmethoden ist es aber zwingende Voraussetzung, bereits zu Beginn mit der entsprechenden Zielgruppe in den Dialog zu treten. Was es hier braucht, ist also der Aufbau von Teams, die bereichs- und fachübergreifend zusammenarbeiten, ein agiles Mindset entwickeln und dabei Lösungsansätze in einer vertrauensvollen Umgebung und einem partizipativen Vorgehen entwerfen.

Ganz konkret wird es in den Design-Thinking-Phasen, wo von Prototyping und Testen gesprochen wird. Das hilft den Teams, in kürzester Zeit Erfahrungen und Lösungen zu sammeln, um in einem überschaubaren Rahmen neue Services und Dienstleistungen zu erproben und sich u. U. neuen und vielleicht besseren Ideen zuzuwenden. Erfahrungen, die zunächst im kleinen Kreis getestet werden, lassen sich im Anschluss auf weitere Bereiche ausdehnen und ggf. anpassen. Die Idee dahinter ist ganz einfach: Es soll eine kontinuierliche Verbesserung stattfinden. Hierfür sollten sich alle Beteiligten regelmäßig und übergreifend darüber verständigen, wie zufrieden die internen Nutzer und Nutzerinnen bzw. betroffenen Bereiche und Strukturen mit der Dienstleistung sind.

Und damit die Herausforderung der Transformation im Verwaltungsbereich gelingt, bedarf es einer breiten Unterstützung sowohl durch die, die Entscheidungen für die Organisation treffen, als auch durch die, welche die Veränderungen umsetzen. Ein wesentlicher Erfolgsfaktor sind hier natürlich – wie überall sonst – für die Veränderungen aufgeschlossene Mitarbeiterinnen und Mitarbeiter. Agile Arbeitsorganisationsformen wiederum schaffen die Notwendigkeit schnellerer Interaktionen mit Nutzerinnen und Nutzern. Damit das im Verwaltungsbereich erreicht wird, bedarf es konkreter Maßnahmen für Nutzerorientierung und -zufriedenheit: Konsequent muss die Perspektive der Zielgruppe eingenommen werden und digitale Prozesse müssen grundsätzlich vom Nutzenden bzw. vom Anwenderkreis her gedacht und modelliert werden. Hier kommen beispielsweise Instrumente wie die Persona und die Customer Journey infrage. Auch strukturierte Interviews ergeben relevante Hinweise, wie sich die Servicequalität steigern ließe.

Durch den Service-Gedanken und das Verständnis für die Nutzer und Nutzerinnen können nun neue Prozesse aufgesetzt werden. Dazu hat es sich bewährt, Prototypen zu realisieren und nicht erst komplett fertiggestellte Lösungen – Stichwort „Land der Ingenieure" – zu präsentieren, die u. U. gar nicht zu den Bedürfnissen der Adressaten passen. Dieses Vorgehen erlaubt es, die Lösung zu testen, zu korrigieren und gegebenenfalls zu verwerfen. Weiterhin ermöglicht diese Arbeitsweise einen überschaubaren Zeit- und Kostenrahmen, um relevante Erfahrungen zu sammeln und nur Lösungen zu etablieren, die sich in der Testphase bewährt haben. Letztendlich gilt es, ein konsequentes Verständnis für Transformations- und Digitalisierungs-know-how innerhalb der Teams zu schaffen, um diese Kompetenz und ein agiles Mindset langfristig zu etablieren.

* *Und wenn* es schnell gehen soll?

In sogenannten Design Sprints kann man, angeleitet von erfahrenen Coaches, in (etwa) fünf Tagen alle Design-Thinking-Phasen auf eine konkrete Herausforderung anwenden. Schon einzelne Design-Thinking-Workshops mit ausgewählten Methoden gewähren ein Verständnis der Patienten- sowie der Mitarbeiterperspektive und bringen oft hervorragende Ideen hervor. Ein wesentlicher Erfolgsfaktor ist auch hier die

Lösungsfindung in interdisziplinären Teams. Ein Design·Sprint oder Design-Thinking-Workshop sollte daher immer mit Teilnehmern und Teilnehmerinnen verschiedener Hierarchiestufen aus medizinischem, kaufmännischem und Pflege-Bereich besetzt sein. Dem Klinikpersonal kann Design Thinking deutliche Entlastung bringen. Dabei spielt die konsequente Digitalisierung und Optimierung von Prozessen eine entscheidende Rolle, um Ideen zu testen und somit schnellstmöglich auf Nutzerbedürfnisse einzugehen. Das ist nicht neu. Wichtig ist es aber zu beachten, dass bei einem nutzerzentrierten Denken und Handeln nicht nur die „Endkunden" betrachtet werden sollten, sondern grundsätzlich alle, die an dem kontinuierlichen Unternehmenserfolg beteiligt sind.

Aber auch eine neu strukturierte Verwaltung ist kein fester Zielzustand, sondern sie unterliegt weiterhin einer kontinuierlichen Entwicklung. Es gilt also, diejenigen, die die Veränderung tragen, dauerhaft zu motivieren und mit konkreten Maßnahmen bestmöglich zu unterstützen. Die Mitarbeiterinnen und Mitarbeiter müssen bei der Neugestaltung ihrer Verwaltung jederzeit Rückenwind spüren. Sie sollen erleben, dass sich das Mitmachen lohnt. Und sie bekommen eine entscheidende, gestaltende Rolle im Unternehmen. Langfristig wird die Organisation durch die Einführung von Innovation und agilen Methoden wachsen und ein Zukunftsbild erzeugen. Dafür bedarf es der Überzeugung auf allen Ebenen, der Offenheit, mit Nutzerinnen und Nutzern in den Dialog zu gehen, den Mut, alte Prozesse zu hinterfragen und zu verändern, Herzblut sowie eine tragende innere Verbundenheit bei der Führung.

Denn die Transformation einer Klinikverwaltung ist kein Selbstzweck. Die neuen Möglichkeiten sollten konsequent darauf ausgerichtet werden, dass Ärzte, Ärztinnen und Pflegekräfte sich auf das konzentrieren können, was sie in erster Linie tun wollen: heilen und pflegen. Denn je wirtschaftlicher und effizienter die Verwaltung arbeitet, je reibungsloser und schneller sie die Abläufe im Hintergrund gestaltet, umso kreativer, strategischer, gründlicher und zugewandter kann das medizinische Personal arbeiten.

237

Brücken bauen mit Working Out Loud

Bettina Jung, WOL-Mentorin, Co-Kreateurin des Programms und systemischer Coach; Constanze Zeller, Referentin Kommunikation in einem kommunalen Krankenhaus, Co-Kreateurin von WOL Healthcare und Inhaberin von wetality – New Work Relationships

Zweifelsohne ist die gelingende Zusammenarbeit von Mitarbeitenden in Gesundheitsorganisationen von zentraler Bedeutung. Gleichzeitig stellt diese bei der Vielfalt an Berufsgruppen, Hierarchieebenen, Experten- und Standortkulturen eine besondere Herausforderung dar. Interne Spielregeln und (un)geschriebene Gesetze prägen das System, wurden über Jahre hinweg erlernt oder durch tägliches Verhalten zementiert. Jedoch sind die Anforderungen der heutigen Arbeitswelt, der allgemeine Wertewandel und der Fachkräftemangel mit abgrenzender Einzelkämpfermentalität nicht mehr vereinbar.

> *Ich glaube, dass die Menschen, die die besten Verbindungen aufbauen und pflegen, diejenigen sind, die auf der Welt mehr bewirken können.*
>
> John Stepper

Daher braucht das Gesundheitssystem mit seinen Organisationssystemen Menschen, die über interne und externe Grenzen hinweg Brücken bauen und Arbeitsbeziehungen aktiv gestalten. So wird es möglich, dass Vertreter und Vertreterinnen verschiedener Gesundheitsberufe ihr Umfeld wei-

terentwickeln und der ökonomisierten Sicht wirksam entge-
gentreten.

Diese Haltung können wir durch die Übernahme von
Selbstverantwortung und sozialer Verantwortung entwickeln.
Beide sind Prinzipien, die sich zusammen mit Freiheit, Entwick-
lung und *Sinn* als New-Work-Prinzipien etabliert haben (New
Work Charta, Väth, 2019):

- *Selbstverantwortung*, weil wir erkennen, welche
  Gestaltungsmöglichkeiten in und vor uns liegen,
  und dass sich Freiheiten durch neue Verbindungen
  erschließen lassen.

- *Soziale Verantwortung*, weil mit dieser Gestaltungskraft Verbesserungen hervorgebracht werden
  können, die das Gesundheitswesen zu einer patien-
  tenorientierteren, attraktiveren und leistungsfähige-
  ren Branche machen.

✱ *Gemeinsam*, **sichtbar, gestaltend**

Working Out Loud (WOL) bedeutet in etwa „sichtbar
arbeiten". Die drei Hashtags *#gemeinsam*, *#sichtbar* und
#gestaltend drücken den Anspruch von WOL Healthcare (WOL
für das Gesundheits- und Sozialwesen) aus. Das Programm
John Steppers unterstützt Teilnehmende dabei, eigene Bedürfnisse und Stärken zu erkennen, positive Beziehungen aufzubauen, Wertschätzung und Wissen zu teilen und im Netzwerk
zu lernen. WOL Healthcare ist eine Variante der klassischen
WOL-Methode. Sie wurde an die Bedingungen und Bedürfnisse
der Menschen in Gesundheitsberufen angepasst, d. h. für die-

jenigen entwickelt, die mit und am Menschen arbeiten. Das Programm ist inhaltlich darauf zugeschnitten und wurde vergleichsweise kürzer und analoger angelegt als das klassische WOL.

Die selbstorganisierten Peer-Coaching-Gruppen, die Circles, bestehen aus drei Personen. Ein WOL Circle kann sowohl organisationsintern als auch -übergreifend besetzt werden. Wöchentlich stehen Leitfäden (Circle Guides) zur Verfügung. Über zehn Wochen hinweg nehmen sich die Teilnehmenden wöchentlich 30–40 Minuten Zeit für ihre persönliche Entwicklung, um ein selbst gewähltes Ziel zu erreichen. Verbindlichkeit und gegenseitige Unterstützung auf dieser Lernreise sind ein wichtiger Teil dessen, was einen Circle ausmacht. Begleitet werden alle Teilnehmenden von WOL Coaches, die über die Circles hinweg zur Vernetzung beitragen und Impulse geben.

* *Berufsgruppen-* und hierarchieübergreifende Vernetzung

Bewusst wird empfohlen, einen WOL Circle möglichst divers zu besetzen. Denn viele Perspektiven führen nicht nur zu mehr Kreativität und Ideen, sondern bieten auch die Chance, einander besser kennen- und schätzen zu lernen. Finden sich organisationsintern Menschen verschiedener Berufsgruppen, Abteilungen und Hierarchiestufen zusammen, um in einem vertrauten Rahmen und auf Augenhöhe miteinander zu lernen, können daraus Beziehungen entstehen, die nachhaltig Bestand haben und die Arbeitskultur positiv beeinflussen. Im WOL Circle wird der rational und fachlich dominierte Kommunikationsstil schnell verlassen und auf die Beziehungsebene gewechselt – mit dem klaren Ziel, einen Aspekt der Arbeit oder des Lebens zu verbessern.

Die Fokussierung auf das Positive, Beeinflussbare, Machbare hat viel Energie gegeben.

Positive Erfahrungen, beispielsweise hinsichtlich der im Circle gelebten Offenheit und Großzügigkeit, bilden die Basis für kulturelle Hal-

Teilnehmende des WOL
Healthcare-Pilotprogramms

tungsänderungen in einer Organisation, die nicht top-down verordnet werden können. Zugleich entstehen energetisierende Beziehungsnetzwerke, an die die WOL-Teilnehmenden im Arbeitsalltag immer wieder anknüpfen. Die Erkenntnis, als Versorgende das Ruder gemeinsam in die Hand nehmen und aus dem gefühlten Hamsterrad aussteigen zu können, kann weit in die Zukunft hinein prägen.

* *Organisationsübergreifende* Vernetzung 241

Ein WOL Circle wird noch bunter, wenn die Mitglieder aus verschiedenen Organisationen kommen: Krankenhäusern und ambulanten Einrichtungen aller Gesundheits- und Sozialberufe. Der beschriebene Perspektivwechsel lässt die Teilnehmenden die Luft anderer Unternehmenskulturen schnuppern. Diese Erfahrungen lassen uns eigene Gewohnheiten und Verhaltensweisen relativieren. Über den Tellerrand der eigenen Einrichtung blickend wird deutlich: Wir können auch anders zusammenarbeiten.

Eine Vision: Oberärztin Jeanne, Altenpfleger Felix und Hausärztin Inge beschließen, gemeinsam einen WOL Circle zu bilden. Alle drei verfolgen ein individuelles Ziel, das in zehn Wochen erreichbar ist. In wöchentlichen Treffen mit strukturierter Agenda unterstützen sie sich durch gemeinsame Übungen, die insbesondere darauf abzielen, Gewohnheiten zu ändern und miteinander zu lernen. In der Zeit dazwischen sind sie füreinander ansprechbar, haben am Erfahrungsfeld der anderen teil. Nach dem Abschluss bleibt regelmäßiger oder loser Kontakt. Sie alle haben einen persönlichen Frei- und Lernraum erschlossen, der weiterwirkt.

Zwei Jahre später: Es ist eine neue Art der Kooperation zwischen einem ambulanten Pflegedienst, einem Krankenhaus und einem Sozialdienst entstanden, die vielleicht niemand mit dem längst vergangenen WOL Circle in Verbindung bringt. Schaut man genauer hin, wird erkennbar, wie diese drei Personen ihre Verbindungen weiter geknüpft und intensiviert haben und nun im Sinne der Lebensqualität der Patientinnen und Patienten kooperieren. Aus Verbindungen auf Augenhöhe entstand eine transparente, sektorenübergreifende Zusammenarbeit – gemeinsam, sichtbar, gestaltend.

Es wäre naiv zu glauben, bottom-up durch Impulse einer Graswurzelbewegung ließen sich Sektorengrenzen im Gesundheitswesen überwinden. Selbstverständlich braucht es strukturelle Veränderungen, die top-down und gesundheitspolitisch zu realisieren sind. Klar ist jedoch, dass auch diese Änderungen von Individuen vorangetrieben werden. Das Beispiel soll verdeutlichen, dass durch übergreifende Zusammenarbeit soziale Verantwortung gelebt werden kann. Die Gestaltungskraft Einzelner wird dann wirksam, wenn sie mit persönlicher Verantwortungsübernahme einhergeht. Working Out Loud leistet hierzu einen niederschwelligen Beitrag.

* *Ausgerichtet* **auf alle Gesundheits- und Sozialberufe**

Den WOL-Teilnehmenden aus allen Gesundheitsberufen ist gemein, dass sie intrinsisch motiviert sind. Die meisten von ihnen haben sich bislang außerhalb der eigenen Organisation vernetzt, es bilden sich jedoch auch interne Circles. Beispielsweise hat ein Berliner Krankenhaus WOL Healthcare in ein Traineeprogramm für Pflegekräfte integriert.

Trotz der speziell angepassten Methode bleibt die Herausforderung groß, das Lernprogramm mit Schichtarbeit und Arbeitsverdichtung zu vereinbaren – es bleibt kaum Luft zum Atmen. Daher braucht es Lüftung, um Freiräume zu erkennen und zu nutzen. WOL Healthcare öffnet einen Raum für alle, die den Impuls haben, ihre eigene Arbeit zu verbessern und gemeinsam ein neues Zukunftsbild zu formen.

Verweise

[1] https://www.bundesgesundheitsministerium.de/themen/gesundheitswesen/gesundheitswirtschaft/gesund-heitswirtschaft-als-jobmotor.html

[2] Statista 2020, abgerufen am 26.12.2021

[3] Amelung, Volker Eric (2020): Die Zukunft der Arbeit im Gesundheitswesen; S.25

[4] https://www.destatis.de/DE/Presse/Pressemitteilungen/2021/04/PD21_167_236.html

[5] Klapper, B.; Cichon, I.: Neustart! Für die Zukunft unseres Gesundheitswesens; S. 3

[6] Schäfer, Julia, in: Die Zukunft der Arbeit im Gesundheitswesen; S. 113

[7] Köppen, J.; Zander, B.; Busse, R.: Die aktuelle Situation der stationären Krankenpflege in Deutschland, Berlin 2016

[8] https://www.destatis.de/DE/Presse/Pressemitteilungen/2020/04/PD20_N019_231.html

[9] Anlehnung an Peter Pröll: „Es ist Makulatur, symptombasierte Prinzipien zur Zusammenarbeit zu entwickeln."

[10] Chancen und Grenzen der ökonomisierten Chirurgie – Eine ethische Betrachtung, Festvortrag anlässlich der 191. Tagung der Vereinigung nordwestdeutscher Chirurgen am 7. Juni 2013 in Kiel

[11] Wenn wir von Pflege und Ärzteschaft sprechen, sprechen wir immer auch über alle anderen Gesundheitsfachberufe, die eine gleichwertige Relevanz für Heilung und Versorgung haben.

[12] Frommelt, Mona; Dönhuber, Seban: Berufliche Bildung der AWO in Bayern

[13] Bergmann, Frithjof (2017): Neue Arbeit, neue Kultur.

[14] Gallup Studie 2021 https://www.gallup.com/de/gallup-deutschland.aspx

[15] Robert Bosch Stiftung (2021): Gesundheitszentren für Deutschland

[16] TK: Ein Masterplan für die Pflege; 2017

[17] Buxel, Holger, Ärzteblatt (2011): Krankenhäuser: Was Pflegekräfte unzufrieden macht, Dtsch Arztebl 2011; 108 (17): A-946 / B-778 / C-778

[18] Prof. Dr. Dr. Wehkamp, Karl-Heinz; Prof. Dr. Naegler, Heinz: Medizin im Krankenhaus zwischen Patientenwohl und Ökonomisierung

[19] siehe z. B. Zander et al. 2017, Currie and Hill 2012, Cummings et al. 2010

[20] Veränderungsansatz aus der Mitte von Unternehmen; https://newmanagement.haufe.de/organisation/gras-wurzelbewegung-in-organisationen

[21] siehe z. B. Aiken et al.: Medical Care, 2011

[22] *https://www.aerzteblatt.de/nachrichten/128103/Wir-wissen-dass-2030-circa-500-000-Pflegekraefte-fehlen-werden*

[23] *Heiß, Tanja et. al (2019): Generation Hashtag: Managementwandel im Gesundheitswesen*

[24] *ebenda*

[25] *Die Zukunft der Arbeit im Gesundheitswesen; S. 10*

[26] *https://www.tagesspiegel.de/politik/heftige-kritik-an-merkel-in-der-ard-wahlarena-pflege-nur-ganz-am-rande/20316502.html*

[27] *Deutscher Fernsehpreis 2021; https://www.deutscher-fernsehpreis.de/preistraeger/*

[28] *BR Interview; https://www.br.de/mediathek/podcast/aktuelle-interviews/wie-kommen-wir-aus-dem-pflegenotstand-alexander-jorde-intensivpfleger/1842141*

[29] *Siehe das The Focused Company Modell unter https://nextworkinnovation.com/#nwi-publikationen*

[30] *Bundesgesundheitsblatt – Gesundheitsforschung – Gesundheitsschutz: Arbeitsbedingungen und Gesundheitszustand junger Ärzte und professionell Pflegender in deutschen Krankenhäusern, 13. November 2019.; Deutsches Ärzteblatt Sonderausgabe Arztgesundheit 2019; http://daebl.de/SG51*

[31] *https://www.aerzteblatt.de/archiv/211051/Arbeitsbedingungen-im-Krankenhaus-Burn-out-schon-beim-Nachwuchs*

[32] *Teilnehmer der Studie „Medizin im Krankenhaus zwischen Patientenwohl und Ökonomisierung"; Prof. Dr. Dr. Karl-Heinz Wehkamp Socium Forschungszentrum Ungleichheit und Sozialpolitik, Universität Bremen; Prof. Dr. Heinz Naegler, Hochschule für Wirtschaft und Recht Berlin*

[33] *https://www.aerzteblatt.de/archiv/211051/Arbeitsbedingungen-im-Krankenhaus-Burn-out-schon-beim-Nachwuchs*

[34] *Dong, M. et al.: Suicide Life Threat Behav., 2020; DOI: 10.1111/sltb.12690*

[35] *https://www.praktischarzt.de/magazin/selbstmord-aerzte/*

[36] *Riegel, Maike (2021): Prävention für Mitarbeitende in der Intensiv-, Akut- & Notfallmedizin*

[37] *https://www.bibliomedmanager.de/news/default-53a8d947b9*

[38] *In Anlehnung an „Es gibt kein richtiges Leben im falschen." Sentenz des deutschen Philosophen Theodor W. Adorno aus dessen Minima Moralia*

[39] *Giernalczyk, Thomas; Möller, Heidi (2018): Entwicklungsraum. Psychodynamische Beratung in Organisationen. S.21 f.*

[40] *Der Journalist Bernhard Albrecht ist Petent der bis dato erfolgreichsten Online-Petition in der Geschichte des Petitionsausschusses des Bundestages, in dem eine umfassende Gesundheitsreform gefordert wird. https://www.bundestag.de/dokumente/textarchiv/2021/kw09-pa-petitionen-821708*

[41] *Repschläger, Uwe u.a. (2021): Gesundheitswesen aktuell 2021 m. w. N.*

[42] *TK Gesundheitsreport 2019; https://www.tk.de/resource/blob/2059766/2ee52f34b8d545e-b81ef1f3d87278e0e/gesundheitsreport-2019-data.pdf; abgerufen am 29.12.2021*

[43] *Fehlzeiten-Report (2013): Verdammt zum Erfolg – die süchtige Arbeitsgesellschaft?*

[44] kma – Das Gesundheitswirtschaftsmagazin 2014; 19 (4): S. 70–71

[45] Bundesrechnungshof Bericht an den Rechnungsprüfungsausschuss des Haushaltsausschusses des Deutschen Bundestages nach §88 abs.2 BHO über die Prüfung der Krankenhausabrechnungen durch die Krankenkassen der gesetzlichen Krankenversicherung am 06.05.2019, S. 7

[46] https://www.pflegen-online.de/mehr-als-jede-2-pflegekraft-202021-sexuell-belaestigt

[47] Die Zeit 25.11.21

[48] Kienbaum (2020): New Work im Krankenhaus; https://www.kienbaum.com/de/publikationen/new-work-im-krankenhaus/

[49] Pflegemanagement 02/21

[50] https://edoc.ub.uni-muenchen.de/23703/1/Saravo_Barbara.pdf

[51] Gesundheit zählt. Die Forderungen der TK zur Bundestagswahl 2021; https://www.tk.de/resource/blob/2105726/595047e2fe21fe808f1add684912db13/tk-forderungen-zur-bundestagswahl-data.pdf

[52] https://de.statista.com/statistik/daten/studie/157148/umfrage/anzahl-privater-krankenhaeuser-seit-2004/

[53] Boston Consulting (2021): Die 300-Milliarden-Euro-Frage – Perspektive für ein nachhaltiges Gesundheitssystem; https://www.bcg.com/de-de/300-billion-euro-question

[54] Dtsch. Ärztebl. 2019; 116(37): A 1586–91.

[55] Klapper, B.; Cichon, I.: Neustart! Für die Zukunft unseres Gesundheitswesens

[56] Westbrook, J.; Woods, A.; Rob, M.; Dunsmuir, W.; Day, R.: Association of interruptions with an increased risk and severity of medication administration errors. Archives of internal medicine. 2010;170(8):683-90

[57] Prakash, V.; Koczmara, C.; Savage, P.; Trip, K.; Stewart, J.; McCurdi, T.; et al.: Mitgating errors caused by interrup-tions during medication verification and administration: interventions in a simulated ambulatory chemotherapy setting. BMJ Qual Saf. 2014;23(11): 884–92.

[58] Westbrook, J.; Raban, M.; Walter, S.; Douglas, H.: Task errors by emergency physicians are associated with interruptions, multitasking, fatigue and working memory capacity: a prospective, direct observation study. BMJ Qual Saf. 2018;27(8):655-63.

[59] Mentis, H.; Chellali, A.; Manser, K.; Cao, C.; Schwaitzberg, S.: A systematic review of the effect of distraction on surgeon performance: directions for operating room policy and surgical training. Surg Endosc. 2016;30(5):1713-24.; Wiegmann, D.; ElBardissi, A.; Dearani, J.; Daly, R.; Sundt, T.: 3rd Distruptions in surgical flow and their relationship to surgical errors: an exploratory investigation. Surgery. 2007;142(5): 658–65.; Liu, D.; Grundgeiger, T.; Sanderson, P.; Jenkins, S.; Leane, T.: Interruptions and blood transfusion checks: lessons from the simulated operating room. Anesth Analg. 2009;108(1):219–22.

[60] Byrne, A.; Oliver, M.; Barnett, W.; Williams, D.; Jones, H.; et al.: Novel method of measuring the mental workload of anaesthetists during clinical practice. Br J Anaesth. 2010;105(6):767–71.

[61] Quelle: Mehrtägige begleitende Beobachtung in einem Schweizer Krankenhaus, walkerproject ag, 2014.

[62] Altman, Erik (2006); https://www.haufe.de/arbeitsschutz/gesundheit-umwelt/multitasking-kleine-unterbre-chungen-mit-grossen-folgen_94_404590.html

[63] https://de.statista.com/infografik/22788/gemeldete-faelle-und-behandlungsfehlerquote-2019/

[64] Mark, Gloria et al. (2008): The cost of interrupted work: More speed and stress; https://www.re-searchgate.net/publication/221518077_The_cost_of_interrupted_work_More_speed_and_stress

[65] Mark, Gloria et al. (2008): The cost of interrupted work: More speed and stress; https://www.re-searchgate.net/publication/221518077_The_cost_of_interrupted_work_More_speed_and_stress

[66] Jones, D.; Forsyth, K.; Hawthorne, H.; El-Sherif, N.; Varghese, R.; Runkle, T.; et al.: 141 Frequency and Effect of Interruptions on Resident Workload in the Emergency Department. Annals of Emergency Medicine. 2017;70(4): S56–S7.

[67] BAUA Hacker, 2005; https://www.baua.de/DE/Angebote/Publikationen/Berichte/F2220-2.html

[68] Baetghe & Rigotte, 2010. https://www.researchgate.net/publication/233381035_Arbeitsunterbrechungen_und_Multitasking

[69] Forschung & Lehre 2020: Mythen über Machtmissbrauch in der Wissenschaft. Machtmissbrauch gegenüber Nachwuchswissenschaftlern ist nicht selten. Trotz der hohen Aufmerksamkeit für das Thema, sind Mythen dazu weit verbreitet.

[70] Konrad Adenauer Stiftung 2019, Hochschulmedizin in Deutschland

[71] Bundesbericht des Konsortiums Wissenschaftlicher Nachwuchs 2021 (BuWiN)

[72] Allmendinger, Jutta; Eickmeier, Andrea (2003): Brain Drain. Ursachen für die Auswanderung akademischer Leistungseliten in die USA; In: Beiträge zur Hochschulforschung, Heft 2, 25. Jahrgang, 2003

[73] Jan Martin Wiarda in Spektrum der Wissenschaft 2019

[74] Studie „Assistenzärzte im Hartmannbund 2018/2019" mit 1.437 Teilnehmern; https://www.praktischarzt.de/magazin/junge-aerzte-wuensche-realitaet/

[75] Geiger, M.; Krones, C.: Umfrage Silver Worker 2018: Generation „Active Retirement". Passion Chirurgie. 2019 Juni, 9(06): Artikel 04_04.

[76] Ärzteblatt.de: Fast nur Männer in Führungspositionen im Gesundheitswesen, 14. September 2017

[77] Der verlorene Patient, S. 139

[78] Der verlorene Patient, S. 142

[79] Klapper, B.; Cichon, I.: Neustart! Für die Zukunft unseres Gesundheitswesens

[80] Meyer, Michael (2007): Politische Verselbstständigung: Herrschaft des Beamtentums und Beamtenherrschaft

[81] Mutaree Change Fitness Studie 2021; https://mutaree.com/content/change-fitness-studie

[82] https://de.statista.com/statistik/daten/studie/19296/umfrage/gesamtbevoelkerung-von-daenemark/

[83] https://de.statista.com/statistik/daten/studie/155172/umfrage/entwicklung-der-bevoelkerung-von-thueringen-seit-1961/

[84] https://www.destatis.de/DE/Themen/Gesellschaft-Umwelt/Bevoelkerung/Bevoelkerungsstand/_inhalt.html

[85] https://de.statista.com/statistik/daten/studie/19309/umfrage/gesamtbevoelkerung-in-den-

niederlanden/

[86]https://medizin-und-technik.industrie.de/markt/auslandsmaerkte/die-neuen-superkrankenhaeuser-in-skandinavien-sollen-die-versorgung-der-patienten-verbessern/

[87]https://statistik.thueringen.de/datenbank/Portrait-Zeitreihe.asp?tabelle=zr001401%7C%7CKrankenh%E4user+nach+ausgew%E4hlten+Merkmalen

[88] Statistisches Bundesamt https://www.destatis.de/DE/Themen/Gesellschaft-Umwelt/Gesundheit/Krankenhaeuser/_inhalt.html

[89] https://www.bpb.de/politik/innenpolitik/gesundheitspolitik/72974/versorgungsstrukturen

[90] https://www.krankenkassenvergleich.com/krankenversicherung-daenemark/

[91] GKV Spitzenverband (Abruf 29.12.2021)

[92] https://www.krankenkassenvergleich.com/krankenversicherung-niederlande/

[93] https://innen.thueringen.de/staats-und-verwaltungsrecht/zivile-verteidigung-katastrophenschutz-retttungswesen/rettungswesen/leitstellenstruktur

[94] Neubert, Holger (2019): Die Leitstellenlandschaft der nicht polizeilichen Gefahrenabwehr in Deutschland. Struktur sowie Optimierungspotentiale

[95] Jennissen, Marco (2014): Das System der Gefahrenabwehr in den Niederlanden. Vergleich von Führungssystemen in Deutschland und den Niederlanden

[96] Euro Health Consumer Index, www.healthpowerhouse.com (Abrufdatum: 12.03.2020)

[97] Klapper, B.; Cichon, I.: Neustart! Für die Zukunft unseres Gesundheitswesens

[98] WHO Regionalbüro für Europa; https://www.euro.who.int/de/about-us/regional-director/regional-directors-emeritus/dr-zsuzsanna-jakab,-2010-2019/health-2020-the-european-policy-for-health-and-well-being/about-health-2020 (Abrufdatum 28.12.2021)

[99] https://de.wikipedia.org/wiki/Aaron_Antonovsky

[100] Klapper, B.; Cichon, I.: Neustart! Für die Zukunft unseres Gesundheitswesens

[101] https://www.bertelsmann-stiftung.de/fileadmin/files/BSt/Publikationen/GrauePublikationen/VV_SG_Krankenhaus-Landschaft_final.pdf

[102]https://www.sozialpolitik-aktuell.de/files/sozialpolitik-aktuell/_Politikfelder/Gesundheitswesen/Datensammlung/PDF-Dateien/abbVI32.pdf

[103] Interview mit Prof. Dr. Jörg Martin in f&W (2021) Heft 10/21

[104] https://www.berlin.de/rbmskzl/aktuelles/pressemitteilungen/2019/pressemitteilung.854753.php

[105] Abschlussbericht Gesundheitsstadt 2030; S. 17; https://www.berlin.de/sen/gpg/service/presse/2019/pressemitteilung.795890.php

[106] Bertelsmann Stiftung (2019): Neuordnung der Krankenhaus-Landschaft; https://www.bertelsmann-stiftung.de/de/publikationen/publikation/did/zukunftsfaehige-krankenhausversorgung

[107]https://de.statista.com/infografik/26618/erwerbspersonenvorausberechnung-fuer-deutschland/?utm_source=Statista+Newsletters&utm_campaign=28af5af79b-All_InfographTicker_daily_DE_PM_KW3_2022_Di&utm_medium=email&utm_term=0_662f7ed7528a-f5af79b-334383914

[108] European Heart Journal; 2008

[109] Robert Bosch Stiftung (2020): Gesundheitszentren für Deutschland

[110] https://www.aerzteblatt.de/archiv/51864/Fallpauschalen-Die-australische-Realitaet

[111] Quelle: IFHP - 2015 Comparative Price Report, Seite 23; Reimbursement.info - 2020, bei den Kosten in Deutschland ist die häufigste Fallpauschale bei Bypass-Operationen F06E dargestellt.

[112] ebenda

[113] https://www.aerzteblatt.de/nachrichten/130155/Mindestmengen-fuer-Operationen-bei-Brust-und-Lungenkrebs-festgelegt

[114] Repschläger, Uwe u.a. (2021): Gesundheitswesen aktuell 2021 m. w. N.

[115] Steinbeck, V.; Ernst, S.; Pross, C. (2021): Patient-Reported Outcome Measures (PROMs)

[116] Die Zeit; Mit dem Tod offen umgehen; 25.03.2021

[117] Starker, Vera (2022): Hypnosystemische Perspektiven im Change Management. Kapitel 3 m.w.N.

[118] Schubert, Christian (2020): Was uns krank macht, was uns heilt; S. 236

[119] https://alinbu.net/magazin/der-mensch-der-falsche-fokus

[120] https://humanfy.de/new-work-charta/

[121] Pfläging, Niels (2014): Organisation für Komplexität

[122] https://www.svr-gesundheit.de/fileadmin/Gutachten/Gutachten_2021/2021_03_24_SVR-Pressemitteilung_Digitalisierungsgutachten.pdf

[123] laut einer unabhängigen Studie des F.A.Z.-Instituts

[124] https://www.helios-gesundheit.de/kliniken/huels/unser-haus/aktuelles/detail/news/geriater-lotse-fuer-aeltere-patienten/

[125] https://www.khueneke.link-m.de/profil/public.html

[126] BGW Studie 2017, https://www.aerzteblatt.de/archiv/211051/Arbeitsbedingungen-im-Krankenhaus-Burn-out-schon-beim-Nachwuchs (Abruf 05.01.2021)

[127] https://www.aerzteblatt.de/archiv/59406/Arztberuf-Die-Medizin-wird-weiblich

[128] Edmondons (2020): Die angstfreie Organisation, S. 9

[129] Edmondson (2020): Die angstfreie Organisation. S. 11

[130] https://www.researchgate.net/publication/341014855_PsySafety-Check_PS-C_Fragebo-gen_zur_Messung_psychologischer_Sicherheit_in_Teams

[131] Die Kulturstudie „Wertewelten Arbeiten 4.0" in der Arbeitsgesellschaft, die nextpractice gefördert durch das Bundesministerium für Arbeit und Soziales (BMAS) im Rahmen der Initiative Neue Qualität der Arbeit (INQA)

[132] Wirtschaftspsychologie 03/21

[133] Biswas-Diener, R. et al. (2010): Using signature strength in pursuit of goals: Effects on goals progress, need satisfaction, and well-being, and implications for coaching psychologists. In: International Coaching Psychology Review 5, Seite 8-17

[134] van Dierendonck, D.; Dijkstra, M. (2012): The role of the follower in the relationship between

empowering leadership and empowerment

[135] https://www.waldkliniken-eisenberg.de/haus/neubau

[136] Angerer, Alfred (2021): New Healthcare Management, S. 388 f.

[137] https://www.systelios.de/klinik/konzept/visiomission

[138] Süddeutsche Zeitung, Samstag/Sonntag, 15./16. Januar 2022, Nr. 11 DEFGH, Johannes Wimmer über Ärzte

[139] https://www.welt.de/debatte/kolumnen/Hirschhausen/article10502826/Ein-Herz-fuer-Travolta.html

[140] https://www.ndr.de/fernsehen/sendungen/die-ernaehrungsdocs/index.html

[141] Angerer, Alfred (2021): New Healthcare Management, S. 388 f.

[142] BAUA (2013): Auswirkung von Arbeitsunterbrechungen und Multitasking auf Leistungsfähigkeit und Gesundheit. Eine Tagebuchstudie bei Gesundheits- und KrankenpflegerInnen

[143] www.nextworkinnovation.com/Projekte

[144] Hollenstein, E.; Angerer, A.; Liberatore, F.: Kriech, S.; Kikel, V. (2018): Innovative Krankenhausprozesse nach dem Design Thinking-Ansatz – Die Potenziale interprofessionell genutzter Simulationszonen

[145] https://hbr.org/2016/12/how-design-thinking-turned-one-hospital-into-a-bright-and-comforting-place

[146] https://govinsider.asia/innovation/what-works-this-hospital-cut-waiting-times-by-40/

[147] Frommelt, Mona; Dönhuber, Seban: Berufliche Bildung der AWO in Bayern

[148] Das The Focused Company Modell www.nextworkinnovation.com/Projekte

[149] Parchmann A-M et al.: Gefährdungsbeurteilung psychischer Belastung am Arbeitsplatz – (k)ein Thema für Krankenhäuser? in: Nervenheilkunde 2019; 38: 490–495 121

[150] Bibliomed 23.08.2021 https://www.bibliomed-pflege.de/news/unverhaeltnismaessigebeschoenigung; ab-gerufen am 06.01.2021

Literaturverzeichnis

Amelung, Volker Eric; Eble, Susanne; Sjuts, Ralf; Ballast, Thomas; Hildebrandt, Helmut; Knieps, Franz; Lägel, Ralph; Ex, Patricia (2020): Die Zukunft der Arbeit im Gesundheitswesen

Angerer, Alfred (Hrsg.) (2021): New Healthcare Management. 7 Erfolgsrezepte für das Gesundheitswesen

Arunagirinathan, Umes (2020): Der verlorene Patient. Wie uns das Geschäft mit der Gesundheit krank macht

Bertelsmann Stiftung (2019): Zukunftsfähige Krankenhausversorgung. Simulation und Analyse einer Neustrukturierung der Krankenhausversorgung am Beispiel einer Versorgungsregion in Nordrhein-Westfalen; https://www.bertelsmann-stiftung.de/de/publikationen/publikation/did/zukunftsfaehige-krankenhausversorgung

Bertelsmann Stiftung (2019): Neuordnung der Krankenhaus-Landschaft. Eine bessere Versorgung ist nur mit weniger Kliniken möglich

Bertelsmann Stiftung (Hrsg.) (2019): Mindestmengen im Krankenhaus – Bilanz und Neustart. Online unter: https://www.bertelsmann-stiftung.de/de/publikationen/publikation/did/mindestmengen-im-krankenhaus [23.11.2020]

BifG (2021): Gesundheitswesen aktuell 2021; herausgegeben von Uwe Repschläger, Claudia Schulte, Nicole Osterkamp; S. 38-66

Boche, Alexander; Regier, Florian (2019): Lean Management in der Pflege. Der Ausweg aus dem Pflegenotstand?

BCG Studie (2021): Die 300-Milliarden-Euro-Frage – Perspektive für ein nachhaltiges Gesundheitssystem

Böhler, Franziska; Kubsova, Jarka (2020): I'm a Nurse. Warum ich meinen Beruf als Krankenschwester liebe – trotz allem

Böhmer, Nina (2020): Euren Applaus könnt ihr euch sonst wohin stecken. Pflegenotstand, Materialmangel, Zeitnot – was alles in unserem Gesundheitssystem schiefläuft

Prof. Dr. Busch, Volker (2021): Kopf frei!: Wie Sie Klarheit, Konzentration und Kreativität gewinnen

Deutsches Ärzteblatt (48/2019): Arbeitsbedingungen im Krankenhaus: Burnout schon beim Nachwuchs

Edmondson, Amy (2020): Die angstfreie Organisation

F&W Führen und wirtschaften im Krankenhaus (2021): New Work. Tun, was ich wirklich will. Heft 10/21

Giernalczyk, Thomas; Möller, Heidi (2018): Entwicklungsraum. Psychodynamische Beratung in Organisationen

Guntermann, Bastian; Hladik, Joachim (2021): Wie „Design Thinking" ein deutsches Krankenhaus prägt. kma Report Beratung

Heiß, Tanja; Camphausen, Martin; Werner A. Jochen (2019): Generation Hashtag. Managementwandel im Gesundheitswesen

(2021): Mensch Erde, wir könnten es so schön haben

Holzer, Carola (2021): Eine für alle. Als Notärztin zwischen Hoffnung und Wirklichkeit

Hüneke, Knut (2021): Das „Wunder von Thüringen" – Partizipation in den Waldkliniken Eisenberg. Wirtschaftspsychologie aktuell

Jorde, Alexander (2019): Kranke Pflege. Gemeinsam aus dem Notstand

Klapper, Bernadette; Cichon, Irina (Hrsg.) (2021): Neustart! Für die Zukunft unseres Gesundheitswesens

Köppen, Julia; Zander, Britta; Busse, Reinhard (2016): Die aktuelle Situation der stationären Krankenpflege in Deutschland

Laloux, Frederic (2017): Reinventing Organisations. Ein illustrierter Leitfaden sinnstiftender Formen der Zusammenarbeit

Lange, Ricardo; Mohnhaupt, Jan (2022): Intensiv. Wenn der Ausnahmezustand Alltag ist. Ein Notruf

Neubert, Holger (2019): Die Leitstellenlandschaft der nicht polizeilichen Gefahrenabwehr in Deutschland. Struktur sowie Optimierungspotentiale

Neue Narrative (2021): Wir sind doch alle krank. Ausgabe 12

Pachmann , Anna-Mareike; Hamann, Johannes; Kissling, Werner (2019): Gefährdungsbeurteilung psychischer Belastung am Arbeitsplatz – (k)ein Thema für Krankenhäuser? Nervenheilkunde 2019/07 Vol. 38; Iss. 7

Pfläging, Niels (2014): Organisation für Komplexität. Wie Arbeit wieder lebendig wird – und Höchstleistung entsteht

Pfläging, Niels (2009): Die 12 neuen Gesetze der Führung. Der Kodex: Warum Management verzichtbar ist

Riegel, Maike (2021): Prävention für Mitarbeitende in der Intensiv-, Akut- & Notfallmedizin

Schubert, Christian; Amberger, Madeleine (2020): Was uns krank macht, was uns heilt. Aufbruch in eine neue Medizin

Schubert, Christian; Singer, Magdalena (2020): Das Unsichtbare hinter dem Sichtbaren. Gesundheit und Krankheit neu denken

Starker, Vera; Schneider, Matthias (2020): Endlich wieder konzentriert arbeiten! Wertschöpfung im digitalen Zeitalter wirklich, wirklich neu denken.

Starker, Vera (2021): Ich war noch niemals in New Work. Ameise Ada und ihre Vision vom agilen Ameisenhaufen

Starker, Vera (2021): Hypnosystemische Perspektiven im Change Management. Veränderung steuern in einer volatilen, komplexen und widersprüchlichen Welt. 2. Auflage

Starker, Vera; Schneider, Matthias (2022): Stress off – Focus on. Endlich wieder konzentriert arbeiten. Das Workbook zum TFC-Prozess

Steinbeck, V.; Ernst, S.-C.; Pross, C. (2021): Patient-Reported Outcome Measures (PROMs): ein internationaler Vergleich. Herausforderungen und Erfolgsstrategien für die Umsetzung von PROMs in Deutschland. Ergebnisbericht im Auftrag der Bertelsmann-Stiftung. doi: 10.11586/2021053

SVR-G – Sachverständigenrat zur Begutachtung der Entwicklung im Gesundheitswesen (2021). Digitalisierung für Gesundheit – Ziele und Rahmenbedingungen eines dynamisch lernenden Gesundheitssystems. Gutachten 2021 (Langfassung). Wiesbaden. Online unter: https://www.svr-gesundheit.de/fileadmin/Gutachten/ Gutachten_2021/SVR_Gutachten_2021.pdf (Download am 6. August 2021).

Walker, Daniel (Hrsg.) (2015): Lean Hospital: Das Krankenhaus der Zukunft

Walker, Daniel (Hrsg.) (2021): Lean Hospital: Resilienz, Qualität und Wirtschaftlichkeit stärken

Walker, Daniel (Hrsg.); Alkalay, Miriam; Kämpfer, Micha (2019): Lean Stations-Management: Das nachhaltige System zur Verbesserung von Zusammenarbeit und Patientenversorgung

Weichselbaum, Ernst (2020): In jedem Unternehmen steckt ein besseres. Zeitorientierte Betriebswirtschaft mit dem Weichselbaum-System

Who Cares? (2021): Wie entwickelt sich die Pflege in Deutschland, was sind aktuelle Themen und was sind die Lösungen von morgen? siemens-healthineers.com/value-partners; abgerufen 24.12.2021

Patientensicherheit/Bewohnersicherheit in pflegerischer Verantwortung. Gemeinsames Positionspapier von Aktionsbündnis Patientensicherheit (APS), Bundespflegekammer, Deutsche Gesellschaft für Pflegewissenschaft (DGP), Deutscher Pflegerat (DPR)

Ebenfalls erschienen bei Rossberg:

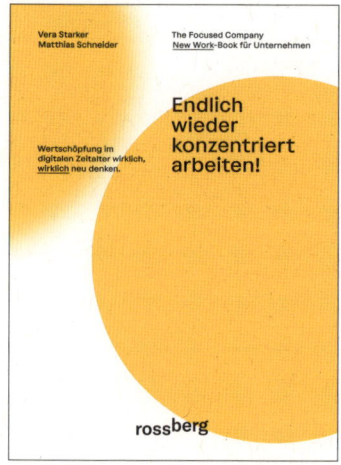

Endlich wieder konzentriert arbeiten!

Wertschöpfung im digitalen Zeitalter wirklich, wirklich neu denken. The Focused Company New Work-Book für Unternehmen

**Vera Starker,
Matthias Schneider**

*Softcover, 180 Seiten
ISBN: 978-3-948612-05-4
26 €*

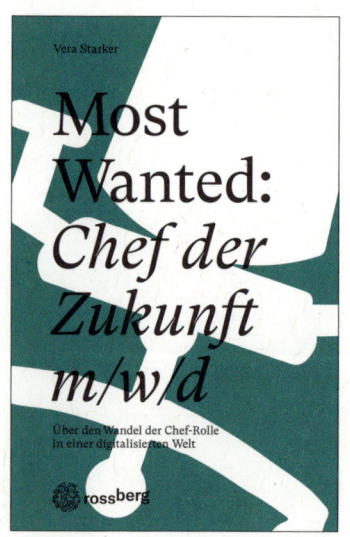

Most Wanted: Chef der Zukunft m/w/d

Über den Wandel der Chef-Rolle in einer digitalisierten Welt

Vera Starker

„Most Wanted" bietet einen fachlichen Streifzug durch alle für die digital-kulturelle Umwälzung relevanten Themen und gibt konkrete Impulse, wie die Veränderungen in der eigenen Rolle gelingen können.

*Softcover, 216 Seiten
ISBN: 978-3-948-61200-9
34,99 €*

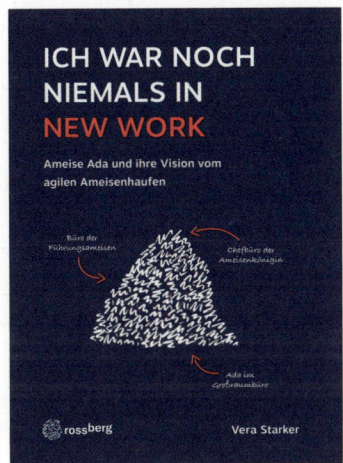

Ich war noch niemals in New Work

Ameise Ada und ihre Vision vom agilen Ameisenhaufen

Vera Starker

Frithjof Bergmann über Ada: „The book by Vera Starker touched me deeply and gave me great deal of pleasure and delight. She has managed to capture, sometimes with a subtle humor, a great many of the central ideas of New Work, and to work these ideas into an attractive parable."

Hardcover, 148 Seiten
ISBN: 978-3-948612-08-5
18,90 €

Texte: Vera Starker,
David-Ruben Thies, Mona Frommelt et al.
Layout & Illustrationen: Joanna Wilkans
Lektorat: Susanne Schulten, Lektorat
Schöne Worte
Druck und Bindung:
Lokay Umweltdruckerei

Die Umwelt liegt uns am Herzen!
Nachhaltiges Papier, Ökodruckfarben
und klimafreundlicher Druck
in Deutschland sind für uns selbstverständlich.

RBV Verlag GmbH
Neue Promenade 7
15377 Buckow (Märkische Schweiz)
www.rossberg-verlag.de

Alle Rechte vorbehalten 1. Auflage
Buckow 2022 © 2022 RBV Verlag GmbH
Neue Promenade 7
15377 Buckow (Märkische Schweiz)
ISBN: 978-3-948612-13-9